Florian Ploberger

Eine Horde Affen und ein halber Schafskopf

Florian Ploberger

EINE HORDE AFFEN
UND EIN HALBER SCHAFSKOPF

Illustrationen Renate Ritscher

Vorwort Wolf-Dieter Storl
und Mike Mandl

BACOPA VERLAG

Impressum

Alle Rechte, insbesondere die des Nachdrucks, der Übersetzung, des Vortrags, der Radio und Fernsehsendung
und der Verfilmung sowie jeder Art der fotomechanischen
Wiedergabe, der Telefonübertragung und der Speiche-
rung in Datenverarbeitungsanlagen und Verwendung in
Computerprogrammen, auch auszugsweise, vorbehalten.

© 2021 BACOPA VERLAG
A-4521 Schiedlberg/Austria
Telefon: +43(0)7251-22235
E-Mail: verlag@bacopa.at
www.bacopa.at

Illustrationen: Renate Ritscher
Umschlaggestaltung: Elisabeth Isabella Haberschrick
Layout und Satz: Felicitas Hübner, Apensen

Printed in the European Union

ISBN 9783991140085
1. Auflage 2021

Inhalt

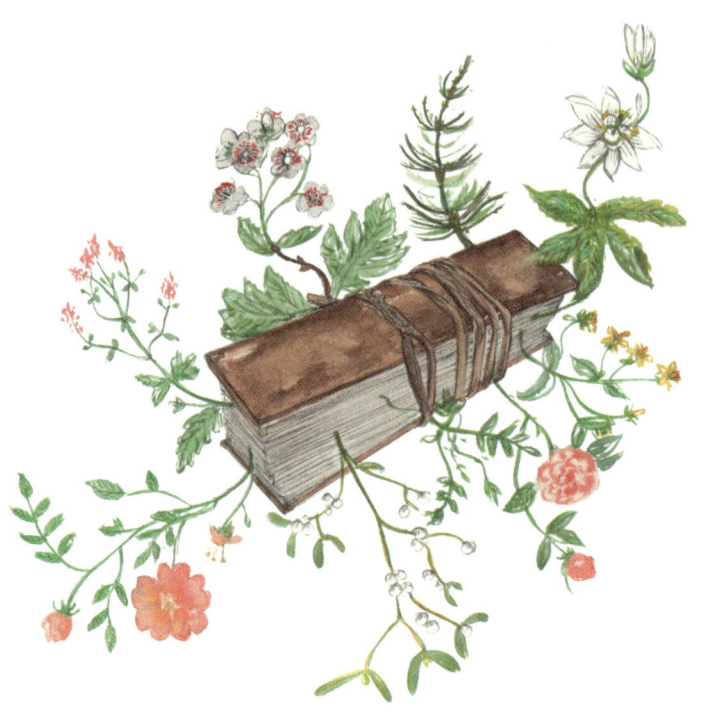

Vorwort

von Dr. Wolf-Dieter Storl

In dem großen Seminarzentrum Sonnenstrahl in Kißlegg im Allgäu gibt es ein Hallenbad mit warmem Thermalwasser, wo man gut schwimmen und entspannen kann. Jeden Morgen vor dem Frühstück schwamm ich meine Runden. Als ich eines Morgens hurtig im Becken hin- und herschwamm, flitzte unter dem Wasser etwas an mir vorbei, drehte am Ende des Bassins behände um – anscheinend ohne Luft zu holen –, um in entgegengesetzter Richtung unter Wasser wieder vorbeizurauschen. Wenn es kein Hallenbad gewesen wäre, hätte man glauben können, es sei ein Delphin gewesen.

Wer da schließlich auftauchte, war nicht Flipper, sondern ein glücklich lächelnder, Schwimmbrille tragender Florian Ploberger. Offensichtlich war das Wasser sein Element. Er begeistert sich aber nicht nur fürs Schwimmen, sondern auch für Langstreckenlaufen und Radfahren. Passend dazu ist ein quicklebendiger Geist, der sich mit Leichtigkeit in der medizinischen Kultur und den Sprachen Chinas und Tibets bewegt und immer wieder dorthin reist.

Die astrologische Wissenschaft der Renaissance würde ihn als eine merkuriale Persönlichkeit, als »Kind des Merkurs« beschreiben. Als solcher besitzt er körperliche Beweglichkeit, Geistesgegenwart und Intelligenz. Merkur, als Planetengottheit, ist Patron der Ärzte und Grenzgänger; er trägt Flügel an seinen Schuhen und in der Hand hält er den von Schlangen umwundenen Stab – den Caduceus oder Äskulapstab –, Symbol der Ärzte und Apotheker sowie des Wissens um Gift und Gegengift.

Um das merkuriale Naturell auszubalancieren, braucht es den Ruhepol. Auch dieser ist bei dem Arzt Florian Ploberger voll entwickelt. Dabei hat ihm die Begegnung mit buddhistischen Meditationstechniken sehr geholfen. Bei den Vorträgen und Lehrkursen, die er im Rahmen unserer heilkundlichen Ausbildung veranstaltete, legte er immer wieder Meditationspausen ein. Wenn die Teilnehmer mit ihm dabei in Resonanz gehen, erleben sie eine wunderbare, den Geist erfrischende Stille. Das habe ich selbst dankbar miterleben können.

In diesem Buch nimmt uns Florian Ploberger mit auf Reisen, lässt uns an seinen Abenteuern teilhaben und staunen. Allein der Titel dieses Buches, *Eine Horde Affen und ein halber Schafskopf*, hält was er verspricht: Er zeigt uns, dass wir in einem Universum voller Wunder leben. Das Buch ist ein Lesegenuss; wie ein guter Kaffee mit Sahne erfreut es die Seele.

Dr. Wolf-Dieter Storl

Vorwort

von Mike Mandl

Die Sache mit dem Karma ...

Es war eine starke innere Zerrissenheit, die mich zur Kartenlegerin geführt hat. Ohne mich großartig zu befragen, brachte sie mein Dilemma auf den Punkt. Um genau zu sein: Sie hat mich gar nichts gefragt. Sie hat mich nicht nach meinem Beruf gefragt, nicht nach meinen Problemen, nicht nach meiner Geschichte, nicht nach meinen Beschwerden, nicht nach meinen Anliegen. Sie hat lediglich die Karten befragt. Und die haben gesagt: Dieses ständige Pendeln zwischen Ekstase und Askese, das führt zu nichts. Der Grund dafür war ebenfalls rasch gefunden. Die Karten sagten: In meinem letzten Leben war ich ein Mönch in China. Man investierte viel in mich, in meine Ausbildung. Das Ziel: Ich sollte Heilkunst und Heilung unters Volk bringen. Ich sollte das Land durchwandern und so vielen Menschen wie möglich helfen. So weit, so gut. Nur: Gleich zu Beginn meiner Mission bog ich in das erstbeste Wirtshaus ab. Und verließ es mehr oder weniger gar nicht mehr. Wein, Weib und Gesang erschienen mir einfach attraktiver als staubige Straßen, Krankheiten und höher gelagerte Herausforderungen. Man macht die Rechnung aber nicht ohne den Wirt. Ich hatte meinen Auftrag in den Sand gesetzt. Mit Pauken und Trompeten. Was heißt, dass ich einen großen Sack offenes Karma mit in dieses Leben schleppte. Ich muss nun nachholen, was ich damals verabsäumt habe. Ich muss Heilkunst und Heilung unters Volk bringen. Ich muss mich auf Wanderschaft begeben. Und ich muss darauf aufpassen, nicht wieder den süßen Versuchungen des Daseins derart zu erliegen, dass die Mission dadurch ins Hintertreffen gerät.

Das war mein Dilemma. Den Ruf der Heilkunst habe ich sehr
früh verspürt. Präziser: Meine Seele hat ihn verspürt. Das Ich
war jedoch gesteuert von einer großen SehnSucht nach Intensität im Leben. Beides unter einen Hut zu bringen ... nun ja. Ich
arbeite daran. Noch immer. Ob die Karten die Wahrheit erzählt
haben, kann ich nicht beurteilen. Aber die Geschichte hat mir
sehr geholfen, meine Situation aus einer Art amüsierter Vogelper-
spektive distanziert zu betrachten und dem am Genuss orientier-
ten Mönch hin und wieder einen kräftigen Tritt in den Hintern
zu geben, damit er nicht allzu sehr von seinem Weg abweicht,
was letztendlich bedeuten würde, auch im nächsten Leben vor
derselben Herausforderung zu stehen. In Summe dreimal bei
null anzufangen, das erschien mir dann doch etwas zu langwei-
lig. Und was, bitte sehr, hat das alles nun mit dem neuen Buch
von Dr. Florian Ploberger zu tun?

Florian, den ich als Kollegen und Freund sehr schätze, trägt für
mich ein ähnliches, aber wesentlich besser akzentuiertes Karma
mit sich umher. Für mich ist Florian ein ehemaliger Tibeter, der
nicht ohne Grund mitten in Europa das Licht der Welt erblickte.
Auch seine Mission ist es, Heilkunst und Heilung unter das Volk
zu bringen. Während mir allerdings ein unerledigter Auftrag im
Nacken sitzt, treibt Florian das tiefe Bedürfnis, Leid und Leiden
in allen Lebewesen zu lindern. Das hat nicht nur zum erfolgreichen Abschluss gleich dreier unterschiedlicher medizinischer
Richtungen geführt, dieses Bedürfnis ist so stark, dass er sogar
ohne mit der Wimper zu zucken in China Hühnerfüße verspeist,
nur um einen potentiellen Lehrer nicht zu enttäuschen. Und das,
obwohl es sich dabei um die erste fleischliche Speise nach zwölf
Jahren striktem Vegetarismus gehandelt hat. Nur wer bereit ist,
das Ich hinzugeben, um etwas Größerem zu folgen, wird das
finden, was im daoistischem Denken Ming genannt wird. Wie

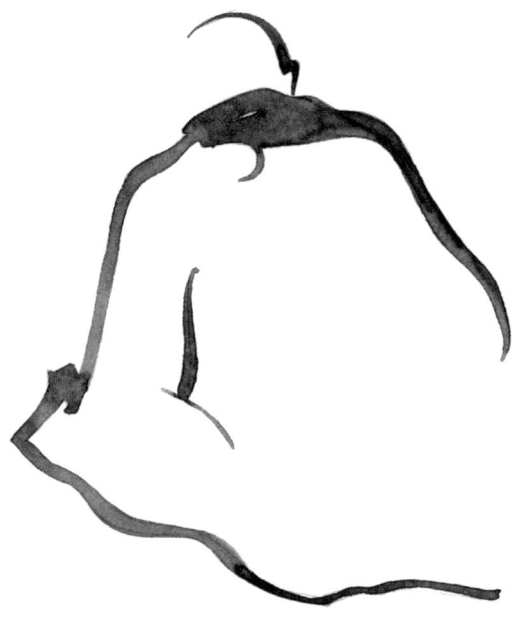

immer lässt sich die wahre Bedeutung mancher Begriffe durch deren Übersetzung nicht wirklich erschließen. Ming kann man als Bestimmung bezeichnen. Aber was ist die Bestimmung? In Florians Fall: Ein »vollendeter« Arzt zu werden.

Ein Arzt, der nicht nur die Beschwerden, sondern vor allem auch den Menschen sieht. Ein Arzt, der nicht nur ein Verständnis für mechanische, organische und biochemische Dynamiken an den Tag legen kann, sondern in seiner Behandlung auch energetische und spirituelle Dimensionen berücksichtigt. Ein Arzt, der nicht zwischen Körper und Geist trennt. Ein Arzt, der weiß, dass wahre Zufriedenheit und wohlwollender Gleichmut die wohl wichtigsten Schlüssel zur Gesundheit sind. Die klassische Schulmedizin ist hervorragend, wenn es um physische Beschwerden geht. Die Traditionelle Chinesische Medizin baut eine Brücke zur Psyche. Die Tibetische Medizin öffnet das Tor zum Geist. Dieses äußerst unterhaltsame Buch schildert die verschiedenen Etappen dieser Entwicklungsreise, die Florian vor allem und immer wieder nach Dharamsala brachte. Das ist die Sache mit dem Karma, mit dem Auftrag, mit dem Ming. Das ist die Sache mit dem freudvollen Eifer.

Ich habe es schon erwähnt: Ich sehe Florian als tibetische Seele in einem österreichischen Körper. Und das sehe nicht nur ich so. Selbst von einem Taxifahrer in Dharamsala wurde er gefragt, wie denn sein Urlaub in Europa so gewesen sei, als er wieder einmal zurückkehrte, nach Dharamsala, in seine Seelenheimat. Sie sehen ihn teilweise als »einen von ihnen«. Und bei bestimmten Lichtverhältnissen sieht man es an den Augen: Sie wirken tibetisch. Der Geist ist es so oder so. Selten habe ich eine Person kennen gelernt, die so voller freudvollem Eifer ist, Menschen zu helfen, wobei ich die Betonung hier auf die Freude legen möchte, der der Eifer folgt. Das liest man auch aus den Geschichten heraus.

Freudvoller Eifer ist im Buddhismus eine der sechs Paramitas, der sechs befreienden Handlungen. Weitere wären: Sinnvolles Verhalten, Geduld, Großzügigkeit, Meditation und Weisheit. Diese Handlungen führen wiederum zu Liebe, Mitgefühl, Freude und Gleichmut. Auch all das liest man aus den Geschichten heraus. Manche müssen sich diese Qualitäten mühevoll erarbeiten. Andere kommen damit auf die Welt. Warum das so ist? Diesbezüglich würde ich gerne meine Kartenlegerin befragen. Aber ich bin mir sicher, die Karten würden sagen: Florian wurde auserwählt, als Brückenbauer, als Vermittler, als Übersetzer. Ein tibetischer Heilkundiger und Weiser mit dem Auftrag, das Wissen, die Schönheit und die Tiefe der Tibetischen Medizin im Westen zu verbreiten. Zum Wohle aller Lebewesen. Und genau das macht er auch. Somit folgt er, im Unterschied zu einer wankelmütigen Person wie mir, unbeirrt und von tiefem Vertrauen getragen seinem Ming, seiner Bestimmung. Folgt man dieser, entfaltet sich der Pfad des Lebens auf eine leichte und natürliche Art und Weise. Man trifft die richtigen Personen zum richtigen Zeitpunkt. Man bekommt Unterstützung und Rückenwind. Statt Zufällen fallen einem die Dinge zu. Man landet in Höhlen tibetischer Yogis, darf den Puls des hochrangigsten Orakels betasten und wird so nebenbei mit der Übersetzung eines der wichtigsten Werke der tibetischen Medizin beauftragt. Man lernt eine Horde Affen kennen, bekommt Suppen mit einem halben Schafskopf serviert und wird von einer Schlange geheilt. Ja, ein Heilberuf kann zu einem ereignisreichen und abenteuerlichen Leben führen. Wer eine Reise tut, wird etwas erleben. Ich bin sehr dankbar, dass sich Florian entschlossen hat, daraus Episoden und Anekdoten niederzuschreiben. So kann man das Buch auch lesen. Zwischen den Zeilen steht jedoch mehr: Dass es nichts Spannenderes gibt, als seiner Bestimmung zu folgen. Dass man den Mut dazu haben sollte. Dass man dafür keine Mühen scheuen sollte. Dass ein Dasein, das sich dem Dienen verschrieben hat, reich belohnt wird: Mit Einsicht, mit Erkenntnis, mit einer GlückSeeligkeit, die tief im Inneren wurzelt. Wie die riesigen alten Bäume im Schloss Krastowitz, die Florian diese Botschaft mit auf den Weg gaben. Lesen Sie dieses Buch. Suchen Sie ihre Bestimmung. Folgen Sie ihr. Machen Sie nicht denselben Fehler wie ich – sonst müssen Sie diesen vielleicht im nächsten Leben korrigieren!

Mike Mandl
Leiter der International Academy for Hara Shiatsu, Wien 2020

Einleitung

Liebe Leserin, lieber Leser,

ich liebe persönlich erzählte Geschichten. Auch in meiner Ausbildung zum TCM-Arzt war ich immer dankbar, wenn von erfahrenen Lehrenden kurzweilige, persönlich erlebte Anekdoten erzählt wurden. Die mit Freude und Humor vorgetragenen Geschichten habe ich mir teilweise bis zum heutigen Tag gemerkt. Wie schön ist es, an den spannenden Erfahrungen anderer Menschen teilhaben und davon lernen zu können! Noch heute lese ich gerne Biographien. Am liebsten sind mir Autobiographien, in denen gelungene oder zumindest auf den ersten Blick nicht so gelungene Details aus dem Leben des Erzählers berichtet werden.
Was lag da näher, als selbst einige Geschichten zu erzählen? So entstand dieses kleine Büchlein mit persönlichen Erlebnissen, die mir während meiner Ausbildung und auf meinem Lebensweg geschenkt wurden. Alle Episoden kreisen um das Thema Heilung, sei es die Ausbildung und das Wirken in einem Heilberuf, die eigene körperliche Heilung oder eine gesunde Geisteshaltung.
Mein Dank gilt Dr. Ursula Baatz, die das Manuskript punktgenau korrekturgelesen und zahlreiche konstruktive Anregungen gegeben hat. Speziell bedanken möchte ich mich bei Margarete Donner, die als Lektorin mit Begeisterung und Engagement die Entstehung dieses Buches begleitet und bereichert hat. Mag. Renate Ritscher hat die wunderbaren Illustrationen mit großer Liebe zum Detail gestaltet. Mit ihr zusammenzuarbeiten war überaus freudvoll und brachte meine eigene Kreativität zum Erblühen.

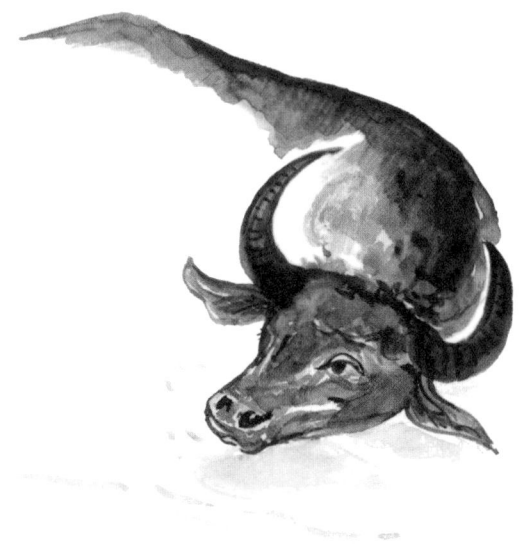

Ich darf Ihnen viel Freude bei der Lektüre dieses Buches wünschen.

Herzlichst,
Florian Ploberger
Baden bei Wien, im Sommer des Metall-Büffel-Yin-Jahres 2021 辛丑

Willkommen

Mit einigen Lehrbüchern über Chinesische Medizin sowie einer großen Portion Vorfreude im Gepäck fand ich mich im Sommer des Jahres 1997 im Flugzeug nach Peking wieder. In meiner Hosentasche befand sich ein zusammengefalteter Zettel mit einer handgeschriebenen Adresse.

Wie war es dazu gekommen? In den Jahren zuvor hatte ich mich neben dem Medizinstudium intensiv mit Chinesischer Medizin beschäftigt. Immer wieder arbeitete ich freiwillig in der von Prof. Dr. Johannes Bischko gegründeten Akupunktur-Ambulanz im ehemaligen Kaiserin-Elisabeth-Spital mit, um dort von den Erfahrungen der Akupunktur-Pioniere in Österreich lernen zu können. Schon damals fand ich großes Vergnügen daran, regelmäßig alten Anekdoten lauschen zu dürfen. Zudem hatte ich zwei Semester lang Vorlesungen sowie Übungen im Sprachlabor auf der Sinologie der Universität Wien besucht. Als Ergebnis war ich immerhin in der Lage, 1.000 chinesische Schriftzeichen zu schreiben und einfache Konversationen zu führen.

Eines Tages kam ein Kollege aus Deutschland in die Ambulanz, um dort mitzuwirken. Er hatte bereits des Öfteren China bereist und überreichte mir den oben erwähnten Zettel mit der Adresse eines chinesischen Arztes in Peking mit den Worten: »Wenn du einmal einen hervorragenden Arzt in China besuchen willst, anbei meine Empfehlung. Er könnte eine wunderbare Quelle des Wissens für dich sein.« Der Name dieses chinesischen Arztes lautete Professor Jia Chang.

Mein erstes Ziel in Peking war das China Beijing International Acupuncture Training Center (ehemals China Academy of Traditional Chinese Medicine), wo in vielerlei Hinsicht spannende

Dinge passierten: Ich studierte mehrere Wochen lang die Behandlung onkologischer Patienten mit chinesischen Kräutern, bekam selbst Ruhr mit über 40 Grad Fieber, welches durch eine einzige Akupunkturbehandlung beseitigt wurde, verbrachte zwei Wochen mit dem damals schon im fortgeschrittenen Alter befindlichen Professor Chen Xinnong, ehemaliger Präsident der TCM-Universität in Peking und Vorstand der chinesischen Akupunkturgesellschaft, und durfte bei einer Kaiserschnittoperation mitwirken, bei der insgesamt fünf Ärztinnen und Ärzte die Anästhesie mittels Akupunktur durchführten. Jeder von uns stimulierte 45 Minuten manuell eine Akupunkturnadel, bis schließlich mit der Operation ohne zusätzliche Anästhesie begonnen werden konnte. Der mir am rechten Unterschenkel der Dame zur Manipulation anvertraute Akupunkturpunkt war Magen 40 豐隆 (fēng lóng). Hierbei handelte es sich um die erste »Geburt«, der ich beiwohnen durfte.

An dieser Stelle ein kleiner Rückblick in das Jahr 1971: In diesem Jahr begleitete der Journalist James Reston die amerikanische Tischtennismannschaft nach China, erlitt dort eine Appendizitis (Blinddarmentzündung) und musste operiert werden. Auf der Titelseite der New York Times vom 26. Juli 1971 berichtete er von seinen Erfahrungen der erfolgreichen postoperativen Schmerzstillung mit drei Akupunkturnadeln. Im Jahr darauf besuchte Richard Nixon als erster amerikanischer Präsident die Volksrepublik China. Die in den Medien verbreiteten Bilder der speziell für den US-Präsidenten und sein mitgereistes Team inszenierten Akupunktur-Demonstrationen weckten das Interesse der Wissenschaft. In einigen Kliniken wurden die verschiedenen Methoden der TCM eindrucksvoll präsentiert, darunter war auch das Krankenhaus, in welchem der oben beschriebene Kaiserschnitt im Sommer des Jahres 1997 stattfand. Besonders

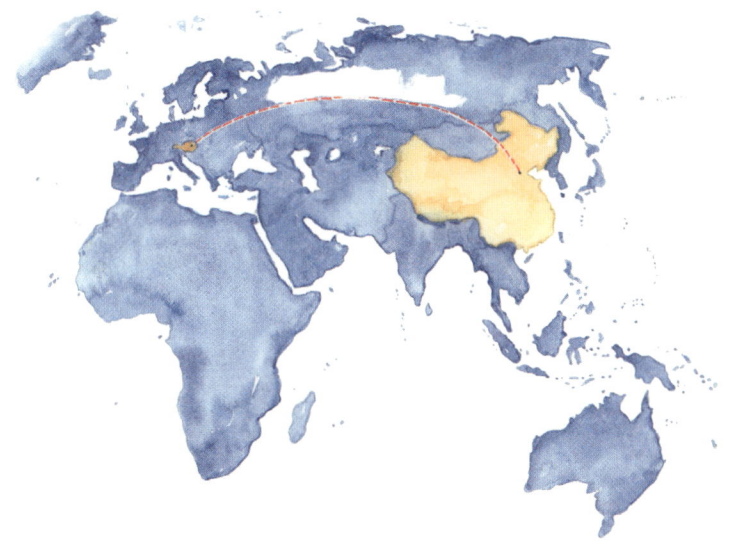

faszinierend für die Besucher aus den USA war, dass durch die Anwendung einer Akupunktur-Anästhesie sogar offene Operationen durchgeführt werden konnten.

Seit den Siebzigerjahren erlebte das Interesse an den Methoden der TCM in westlichen Ländern einen großen Aufschwung. Zahlreiche gute Lehrbücher zu diversen Themen wurden übersetzt sowie geschrieben, viele chinesische Ärzte reisten in Regionen außerhalb Chinas, um dort zu behandeln und zu unterrichten. Der rege Austausch funktionierte in beide Richtungen, denn auch Interessierte aus dem Westen reisten nach China und vertieften in Ausbildungen im fernen Osten ihr Wissen.

Doch zurück zu der handschriftlichen Notiz, die ich noch immer hütete wie einen Schatz. Eines Tages war der Moment gekommen. Ich hielt ein Taxi an, zeigte dem Fahrer die Adresse und wir fuhren fast zwei Stunden lang quer durch Peking.

Am vermeintlichen Ziel war leider keinerlei TCM-Klinik auffind-
bar, einzig eines der unzähligen chinesischen Restaurants der
Stadt. Nach einiger Nachforschung, welche ohne den engagierten
Lenker des Taxis vermutlich nicht so erfolgreich verlaufen wäre,
fanden wir die neue Adresse von Professor Jia Changs Klinik heraus und parkten schließlich vor einem dreistöckigen Gebäude in
der Nähe des Beihai-Parkes 北海公園 (Běihǎi Gōngyuán) nord-
westlich der Verbotenen Stadt. Ich stieg aus, bezahlte und betrat
das Gebäude.

Niemand war zu sehen. Über frisch gewaschene Stiegen erreichte
ich den ersten Stock. Fest umklammerte ich den Zettel mit dem
verheißungsvollen Namen meines hoffentlich zukünftigen Lehrers in meiner Rechten. Die erste Person, der ich begegnete, trug
einen weißen Kittel, was sie in meinen Augen eindeutig als Ärztin auswies, und ich sprach sie entschlossen an. Die Konversa-
tion war überschaubar, fand aber immerhin – wie auch alle folgenden Gespräche – auf Chinesisch statt. Die Frau führte mich
in einen großen Raum, hielt mich an, hier zu warten und war in
Sekundenschnelle wieder verschwunden. Der Raum, in den sie
mich begleitet hatte, war ein typischer »Prunkraum« einer TCM-
Klinik zur damaligen Zeit. Die Bänke waren mit rotem Samt über-
zogen, in der Ecke prangte das chinesische Pendant zu unseren
Kaffeeautomaten – ein Teeautomat. Hier wartete ich nun. Eine
halbe Stunde. Eine Stunde. Nichts geschah. Ab und zu steckte
ein chinesischer Arzt seine Nase durch die geöffnete Türe und
beobachtete mich.

Etwas später kam jemand zu mir und fragte mich, warum ich hier
sei. Ich erzählte abermals, so gut es mein rudimentäres Chinesisch zuließ, meine Geschichte und zeigte ihm den Namen auf
dem Zettel. Der junge Mann verließ mich nach wenigen Minuten wieder. Abermals wartete ich allein und ließ meinen Blick

auf den Bänken ruhen, deren kräftig rote Farbe so oft in China zu finden war. Ich war tief in die Betrachtung dieser Sitzmöbel versunken, als plötzlich Bewegung in mein Wartezimmer kam. Zwei junge Ärzte, ein Mann und eine Frau, betraten den Raum und luden mich zu einem Mittagessen ein. Sie führten mich in einen großen, kühlen Raum im Keller des Gebäudes, der bis auf drei Tische und einige Stühle leer war. An einem der Tische ließen wir uns nieder. Auf dem Tisch standen zwei Schüsseln. Die eine enthielt frisch gegarten, noch dampfenden Reis, die andere gekochte Hühnerfüße. An dieser Stelle sei erwähnt, dass ich mich zum damaligen Zeitpunkt seit zwölf Jahren ausschließlich vegetarisch ernährt hatte. Doch nun hatte ich das Gefühl, es wäre ein guter Moment, über meinen Schatten zu springen und sozusagen ein kleines Opfer zu bringen, um meine Motivation zu demonstrieren. So verspeiste ich mit aller Entschlossenheit und Tapferkeit, die ich aufbringen konnte, den in meiner subjektiven Wahrnehmung riesigen, nicht kleiner werden wollenden Berg aus Hühnerfüßen, den man mir angeboten hatte. Zumindest der dazu gereichte Chrysanthemenblütentee erschien mir vertraut und wohlschmeckend. Nachdem ich die erste Prüfung scheinbar bestanden hatte, deuteten die beiden mir an, ich solle ihnen folgen. Wir stiegen die Stufen wieder in das Erdgeschoss hinauf, bogen um eine Ecke und betraten wie zufällig einen nicht allzu großen Raum voller Holzschränke mit einer Unzahl an Schubladen. Es roch intensiv nach getrockneten chinesischen Kräutern. In den Wochen zuvor hatte ich glücklicherweise sowohl in Peking als auch in Österreich viel Zeit in Apotheken verbracht, um mich dort intensiv mit den diversen chinesischen Heilkräutern auseinanderzusetzen, diese sozusagen mit allen Sinnen zu erfassen. Ruft man sich in Erinnerung, dass in vergangenen Jahrhunderten angehende chinesische Mediziner

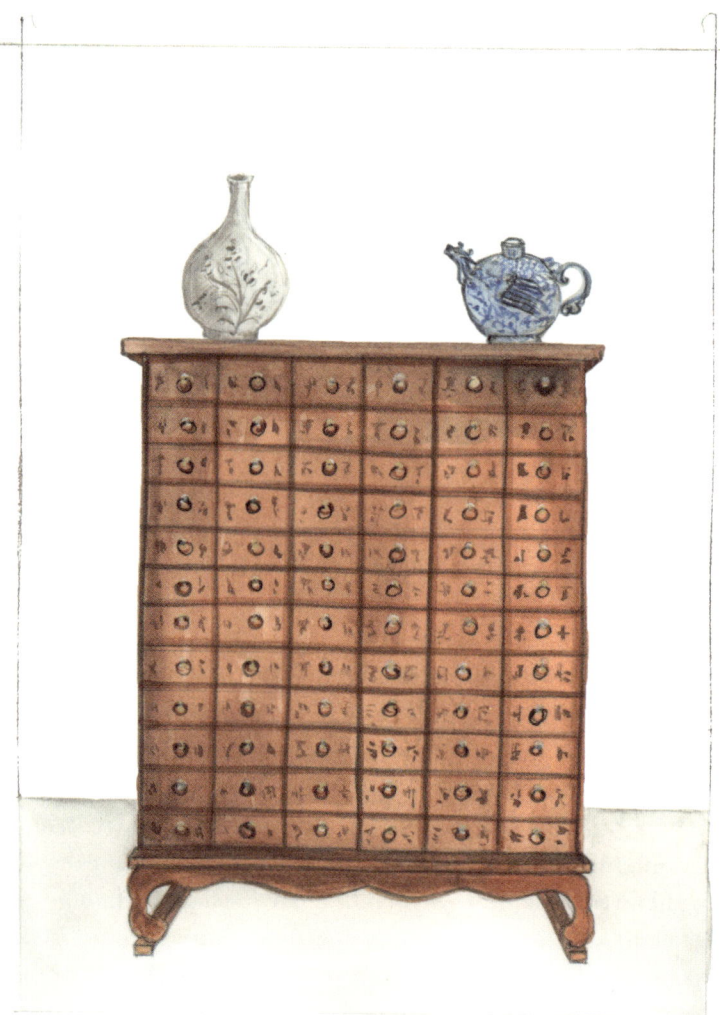

die unterschiedlichen Kräuter mit verbundenen Augen und ausschließlich mit Hilfe ihres Tast- und Geruchssinns identifizieren mussten, erschien die mir nun gestellte Aufgabe nahezu wie ein Kinderspiel. Diverse Holzschubladen wurden geöffnet und ich wurde zu dem mehr oder weniger wohlriechenden Inhalt befragt. Zum Glück war mir der Großteil der Pflanzen vertraut, sodass ich ohne zu zögern antwortete: »这是茯苓 (Zhè shì fú líng). Dies ist Poria Cocos.« Oder auch: »这是半夏 (Zhè shì bàn xià). Dies ist Rhizoma Pinelliae.« Die zwei chinesischen Ärzte, denen sich in der Zwischenzeit zwei weitere angeschlossen hatten, waren so entgegenkommend, keine ausgefallenen Pflanzen zu erfragen, weshalb ich meist korrekte Antworten geben konnte und mein eben durch den Verzehr der Hühnerfüße erworbenes Ansehen nicht in Frage gestellt wurde.

Wir verließen den Apothekenraum der Klinik und genau in dem Moment, als wir am Fuß des Stiegenhauses anlangten, erschien dort – von oben herabsteigend – der damals rund 60 Jahre alte Professor Jia Chang. Er nickte unserer Gruppe grüßend zu und ging, ohne ein Wort zu verlieren, den Gang entlang in eines der Zimmer. Es war offensichtlich, dass wir ihm folgen sollten. Tief beeindruckt von der filmreifen Vorstellung betrat ich das Behandlungszimmer, in dem mir Professor Chang in den kommenden Wochen an den Nachmittagen immer wieder die Bedeutung wichtiger Passagen aus klassischen TCM-Werken näherbringen sollte. Er selbst nahm auf einem der Stühle Platz.

Unsere Gruppe war in der Zwischenzeit auf sieben Personen angewachsen, darunter sowohl eine Reinigungskraft, die mit dem Besen in der Hand beobachtend dastand, als auch seine Tochter. Die junge Ärztin von vorhin, die sich als seine Assistentin herausstellte, gab uns in chinesischer Sprache zu verstehen, dass mich Prof. Jia Chang nun akupunktieren würde, sozusagen um seine Kunstfertigkeit zu präsentieren, und ich danach aufgefordert wäre, ihn ebenfalls zu akupunktieren.

Kaum hatte ich mich, umgeben von der offensichtlich äußerst interessierten kleinen Menschenmenge, wie angewiesen auf einen Stuhl neben dem erfahrenen Arzt niedergelassen, nahm dieser eine vier Zentimeter lange Akupunkturnadel, legte meine rechte Hand auf den Tisch und nadelte mir einen Akupunkturpunkt auf der Hand im Bereich zwischen Daumen und Zeigefinger. Nachdem er die Nadel eingestochen hatte, dies geschah überaus rasch und komplett schmerzfrei, nahm er nach einem kurzen Umgreifen die Akupunkturnadel abermals in seine Hand, hielt sie zwischen Zeigefinger und Mittelfinger und stimulierte die Nadel durch eine zarte hebende und senkende Bewegung. Sofort breitete sich ein intensives, ziehendes und dennoch angenehmes Gefühl vom Einstichpunkt bis zu meinem Ellbogen aus. Es war, wie wenn ich einen feinen Stromschlag abbekommen hätte. Unter chinesischen Ärzten gilt die Fertigkeit, diese Empfindung mit Hilfe der Nadel hervorzurufen, als Ausdruck hoher Kunstfertigkeit. Prof. Jia Chang entfernte die Nadel wieder aus meiner Hand, es handelte sich übrigens um den Akupunkturpunkt Dickdarm 4 合谷 (hé gǔ), und bedeckte mit seinem Daumen die vorherige Einstichstelle. Diese Methode wird in der chinesischen Medizin angewendet, um einem Verlust von Qi entgegenwirken zu können. Der Idee dahinter ist, dass das Qi der Patienten nicht durch die ansonsten offenbleibende Einstichstelle entweichen soll.

Nun waren sämtliche Blicke mit gespanntem Interesse auf uns gerichtet. Die Assistentin forderte mich höflich in chinesischer Sprache auf, den ehrwürdigen Arzt an der gleichen Stelle zu akupunktieren. Mit weichen Knien und zitternden Händen ergriff ich die Nadel, positionierte seine Hand am Tisch, stach die Nadel ein und versuchte sie in gleicher Weise zu stimulieren, wie er es kurz zuvor vorgeführt hatte. Ich war nicht sehr von der Qualität meiner Behandlung überzeugt, doch scheinbar waren Prof. Jia Chang und die uns umringende Gruppe zufrieden. Nach einem kurzen Moment der Stille wandte sich seine Assistentin plötzlich in ausgezeichnetem Englisch an mich: »Welcome to our clinic!«. Dies war der Beginn einer wunderbaren Zeit. Professor Chang hatte mich von jenem Moment an als Schüler anerkannt. Noch am gleichen Tag übersiedelte ich vom Beijing International Acupuncture Training Center in seine Klinik. Mir wurde ein eigener kleiner Raum mit einer dünnen Schilfmatte als Schlafunterlage zur Verfügung gestellt. Am Vormittag wurde mir erlaubt, an der Seite meines nunmehrigen Lehrers bei der Behandlung der zahlreichen Patienten zuzusehen und immer wieder unter seiner liebevollen Beobachtung seine Patienten nach einer ausführlichen Pulsanamnese zu akupunktieren. Für mich vereinte er alle Qualitäten eines Lehrers, da er mich einerseits voll Zuwendung und Verständnis begleitete, auf der anderen Seite aber sehr kritisch und fordernd war. Beispielsweise ließ er mich während der ersten drei Monate meiner Ausbildung hunderte Male einen Stoffball sowie diverse Gemüse – vor allem Zucchini hatten es ihm angetan – übungsweise akupunktieren, nur um meine Einstichtechnik zu optimieren. Und er wurde dabei nicht müde, immer neue Verbesserungsvorschläge vorzubringen.

Als ich am Ende des heißen, schwülen Sommers von Peking nach Österreich zurückflog, um mein Medizinstudium zu beenden, sah ich bereits der nächsten Reise nach China mit Vorfreude entgegen. Um ein traditionelles Medizinsystem zu erlernen, gibt es ja seit Jahrhunderten zwei Wege: einerseits das Studium an großen Instituten oder Universitäten, andererseits die Ausbildung im ganz kleinen, familiären Rahmen, wo das Wissen von Generation zu Generation weitergegeben wird. Ich hatte im Sommer des Jahres 1997 meinen Lehrer in China gefunden.

Dieses Kapitel erschien bereits in dem von Prof. Gerd Kaminski 2021 herausgegeben Buch *Es war einmal in China – Berührende, dramatische, romantische und skurrile Erinnerungen von Bekannten und Unbekannten.* Ich möchte mich an dieser Stelle herzlich bei Prof. Gerd Kaminski für seine großzügige Einwilligung bedanken, den Text auch in diesem Buch veröffentlichen zu können.

Ein »vollendeter« Arzt oder Therapeut
nimmt sich bei der Diagnostik vollkommen zurück.

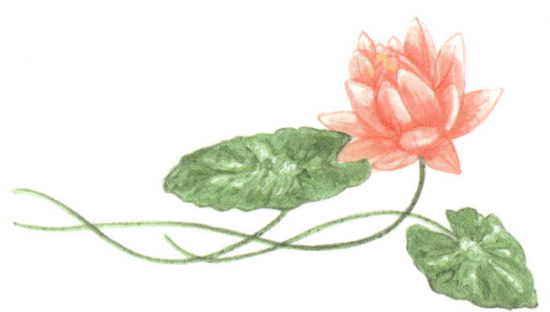

In der Höhle von Padmasambhava

Im Jahr 1999 machte ich mich auf den weiten Weg von Wien nach Kathmandu, in die so geschätzte, farbenprächtige Hauptstadt Nepals. Ich war im Jahr zuvor zum ersten Mal hier gewesen, nach einem längeren Studienaufenthalt an der »Chengdu University of Traditional Chinese Medicine«, welche zirka 10.000 Studierende ausbildet, und nach zwei Wochen im tibetischen Lhasa sowie Abstechern nach Tshurphu, der Residenz des Karmapa, seines Zeichens Oberhaupt der Karma-Kagyü-Schule des Tibetischen Buddhismus.

In Kathmandu hatte ich mich schon damals sofort wunderbar wohl und vertraut gefühlt. Dieses Mal flogen wir als Gruppe von zwölf Therapeuten und Ärzten sowie einer Pharmazeutin von Wien nach Nepal. Unser Ziel war die 1994 gegründete Benchen Free Medical Clinic im Benchen Phuntsok Dargyeling Kloster unter der Leitung von Tenga Rinpoche, wo hilfsbedürftige Menschen aus Tibet oder Nepal kostenlos behandelt werden. Da ich bereits 1998 in der Free Clinic am Fuße von Swayambhunath, diesem außergewöhnlichen Tempelkomplex, mitgearbeitet hatte, wurde ich dieses Mal mit der Leitung unserer Gruppe beauftragt. Während unseres Aufenthalts wollten wir die im Kloster befindlichen Mönche, aber auch Menschen von außerhalb der Klostermauern, möglichst optimal medizinisch betreuen. Zu diesem Zweck hatten wir über 150 Kilogramm an schulmedizinischen Medikamenten sowie Akupunkturnadeln, Moxazigarren, Schröpfköpfe und eine beachtliche Menge an chinesischen Kräutern in Granulatform im Gepäck.

Am Flughafen in Kathmandu gelandet machte sich die Pharmazeutin auf, uns Unterstützung für den Transport zu organisieren. Sie war mit einem Botschafter verheiratet und besaß aus diesem Grund einen Diplomatenpass, der sich nun als überaus hilfreich erwies. Innerhalb kürzester Zeit erklärte sich eine Gruppe nepalesischer Polizisten dazu bereit, uns alle – und natürlich auch unsere mitgebrachten Medikamente – in das Kloster von Tenga Rinpoche quer durch Kathmandu zu eskortieren. Wir wurden kurzerhand mit all unseren Schätzen nach hinten auf die große, offene Ladefläche eines Lastwagens verfrachtet und los ging es. Vor uns fuhren die vier Polizisten auf ihren weißen Motorrädern in perfekter Formation. Das Gefühl von Sicherheit währte allerdings nur kurz.

Denn zur damaligen Zeit herrschten schwerwiegende politische Differenzen in Nepal. Von 1996 bis 2006 befand sich die Kommunistische Partei Nepals (maoistisch) in einem Bürgerkrieg gegen die herrschende Monarchie und das hinduistische Klassensystem. Insgesamt sollen bei diesen Unruhen über die Jahre mehr als 12.700 Menschen ums Leben gekommen sein. Ab 18. August 2004 hatten die Maoisten sogar die Hauptstadt für einige Tage völlig von der Außenwelt abgeschnitten und wichtige Überlandverbindungen unterbrochen. Touristen konnten sich allerdings immer relativ frei und sicher bewegen, da sie eine der wichtigsten Einnahmequellen des Landes darstellten. Die Maoisten kämpften also gegen das Establishment und dazu zählte auch die Polizeieinheit, die uns gerade so großzügig Hilfe angeboten hatte. So war es vermutlich nicht weiter erstaunlich, dass wir auf unserem Transport zur Zielscheibe des maoistischen Unmuts wurden. Wir wurden vom Straßenrand aus mit Steinen beworfen, sogar einige Schüsse fielen, aber scheinbar wollte man niemanden verletzen. Da die Polizisten dabei vollkommen ruhig blieben, beobachteten auch wir die Vorgänge mit neugierigem Interesse und kamen schließlich wohlbehalten im Schutz des Klosters an. Unser weiterer Aufenthalt in Nepal verlief dann ganz ohne derartige Abenteuer.

Das Benchen-Kloster war ein Ort, wo ich mich sofort wohl fühlte. Man hatte mit dem Bau im Jahr 1987 begonnen und seit dem Tod von Kyabje Tenga Rinpoche am 29. März 2012 steht es unter der Leitung von Sangye Nyenpa Rinpoche. Etwas oberhalb der Gebäude, in denen jene zahlreichen jungen Mönche untergebracht waren, die so gerne am Hof Fußball spielten, befanden sich über mehrere Stiegen erreichbar unsere Unterkünfte. Ein eigenes Häuschen, die Benchen Free Medical Clinic, war für Mönche, aber auch für Menschen außerhalb des Klosters, gut zugänglich. Hier waren wir in den kommenden Wochen eingeladen, mit einfachsten Mitteln teilweise dramatische Krankheitsbilder zu behandeln. Noch nie zuvor hatte ich gesehen, dass jemand lebende Bandwürmer erbricht. Leberkrebs-Patienten mit einem stark ausgeprägten Aszites (übermäßige Ansammlung von Flüssigkeit in der Bauchhöhle) erhofften sich Hilfe von uns.

Oft waren wir mit unseren Methoden vollkommen machtlos. Es kam vor, dass wir unseren Patienten einen 20-Dollar-Schein gaben, mit der Empfehlung, direkt mit einem Taxi in das beste Krankenhaus der Stadt zu fahren. Viele der Menschen, die sich hilfesuchend an uns wandten, kämpften mit wirklich schweren Krankheiten. Interessant war, dass zahlreiche Mönche unter Gastritis sowie hohem Blutdruck litten und die Nonnen unter gynäkologischen Beschwerden. Sie alle waren im Kindesalter in das Kloster eingetreten. Dies geschah in den seltensten Fällen aufgrund einer spirituellen Sehnsucht, sondern entsprach meist dem Wunsch ihrer Eltern, welche sich dort eine halbwegs gute Ausbildung für ihren Nachwuchs erhofften, aber auch Bekleidung

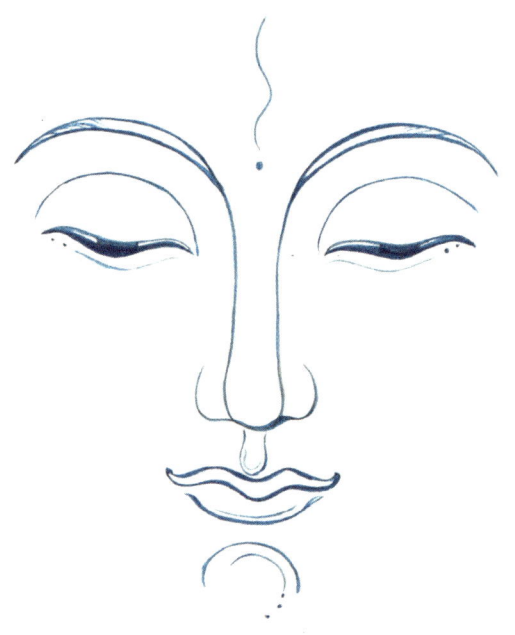

und täglich ausreichende, regelmäßige Verpflegung. Im Erwachsenenalter blieben die jungen Nonnen und Mönche aus Mangel an Alternativen im Kloster ...

Getragen von der wohlwollenden Unterstützung durch Tenga Rinpoche begannen wir jeden Morgen um 9 Uhr unsere Tätigkeit in der Clinic. Oft wurden wir bereits von einer kleinen Gruppe von im Schatten sitzenden Patienten geduldig erwartet. Im Umgang mit Krankheit und Leid blieben diese Menschen stets unaufgeregt, achtsam und hilfsbereit. Schnell stellte sich heraus, dass ein Hauptproblem die sprachliche Verständigung war! Niemand von uns beherrschte Nepali und kaum jemand unter den Hilfesuchenden verstand ein Wort Englisch. Glücklicherweise manifestierte sich rasch und völlig ohne Aufwand eine Lösung. Einer der im Kloster lebenden Mönche, er mag damals zirka 25 Jahre alt gewesen sein, stand plötzlich vor uns und bot sich als Übersetzer an. Er hatte kurze Zeit zuvor ein in seiner Tradition nicht unübliches dreijähriges Retreat absolviert und freute sich nun über die sich anbietende Abwechslung. Dieses spezielle Retreat, es dauert drei Jahre, drei Monate und drei Tage, hatte er allein in einer Höhle außerhalb von Kathmandu verbracht. Ab und zu war er von einem befreundeten Mönch mit Wasser und Lebensmitteln, hauptsächlich Tsampa, aber auch Gemüse und getrocknetem Käse, versorgt worden.

Unser neuer Übersetzer, er nannte sich Khempo, war überaus hilfreich. Tagelang hörte er sich die Leidensgeschichten der hilfesuchenden Patienten an und half uns, diese in Englisch wiederzugeben. Dann, es war nach zwei Wochen, streckte er mir plötzlich seine Unterarme entgegen, sodass ich wie bei all den vielen Patienten den für die Diagnostik so wichtigen Puls tasten konnte, und sagte: »And now, it is my turn.«

Natürlich kam ich seiner Bitte gerne nach. Ich palpierte zuerst den Puls auf seinem rechten Unterarm, danach auf seinem linken. Diese Reihenfolge gilt in der Tibetischen Medizin als glücksverheißend, weshalb ich sie bereitwillig übernommen habe. Selbst, wenn ein Patient mir zu Beginn seine linke Hand zur Tastung entgegenstreckt, nehme und taste ich seit zwei Jahrzehnten immer als erstes den Puls der rechten Hand. Es scheint, als wolle ich so das Glück und Schicksal zum Wohle des Behandelten zwingen. Der Puls von Khempo erstaunte mich. Er war voll, gespannt, schnell und etwas gleitend, was in der chinesischen Diagnose »Feuchte-Hitze in Leber und Gallenblase in Kombination mit einer Leber-Qi-Stagnation« bedeutet hätte. Aus Sicht der Tibetischen Medizin lag ein Hinweis auf eine *mkhris pa*-Dysbalance beziehungsweise ein Überwiegen an »Galle« vor. Hierbei stehen die Emotionen Zorn, Wut und Aggression als Verursacher im Vordergrund. Dementsprechende therapeutische Empfehlungen wären beispielsweise das Vermeiden von süßen und scharfen Nahrungsmitteln, speziell von Zwiebeln und Knoblauch, aber auch von Käse und anderen fetten Speisen. In Bezug auf das Verhalten gilt »Entspannung durch Aktivität« für Körper und Geist als Methode der Wahl. Dazu zählt auch gelebte Sexualität, welche für Menschen mit einem vollen, gespannten und schnellen Puls und einer Stagnation des Leber-Qi durchaus heilsam wirkt, sofern jedoch keine Mönchsgelübde abgelegt wurden. Ich war gerade damit beschäftigt, zu überlegen, wie ich dem mir gegenübersitzenden Khempo das Motto »weniger Meditation, mehr Aktivität« schonend näherbringen könnte, als er zu lächeln begann. Scheinbar hatte er meine Gedanken erraten.

Was ich zum damaligen Zeitpunkt nämlich nicht wusste: In der Tibetischen Medizin ist es Ärzten nicht nur erlaubt, es wird sogar für notwendig erachtet, Patienten, die viel Zeit in Meditation oder

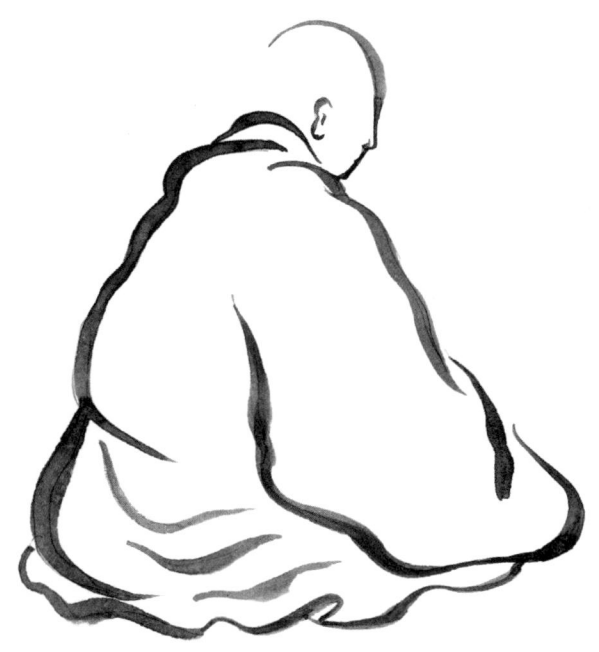

mit religiöser Praxis verbringen, nach ihrer Meditationspraxis zu befragen. Dies geschieht aus gutem Grund, denn die Meditation wirkt sich auf den Praktizierenden und somit natürlich auch auf die Qualität seines Pulses aus. Je nach Art der Meditationen können auf diese Art und Weise verschiedene Pulsqualitäten hervorgebracht werden. Da es im tibetischen Buddhismus sowohl friedvolle als auch zornvolle Buddhaaspekte gibt, welche als Meditationsobjekt verwendet werden können, divergieren die daraus resultierenden Pulsqualitäten beträchtlich. Die Meditationsgottheit von Khempo, auch Yidam genannt, war Mahakala. Im Buddhismus wird Mahakala meist als der zornvoll-kraftvolle Ausdruck des Mitgefühls des Bodhisattvas Avalokiteshvara gesehen. Khempo hatte also mehr als drei Jahre lang täglich während seines Retreats eine intensive Mahakala-Praxis ausgeführt. Kein Wunder, dass der Puls voll, gespannt und schnell war! Seit damals frage ich all jene Menschen, die intensiv praktizieren, vor der Pulstastung nach ihrer Meditationspraxis.

Im Laufe der Zeit freundeten wir uns immer mehr mit Khempo an. Ab und zu erzählte er von seinen Erfahrungen während des Retreats in einer Höhle, etwa eine Autostunde außerhalb der Hauptstadt im Kathmandutal gelegen. Er schilderte den Ort derart eindrucksvoll, dass wir bald den Plan entwickelten, gemeinsam zu dieser Höhle zu fahren, in der früher Padmasambhava einige Zeit meditiert haben soll. Der sagenumwobene Padmasambhava (Lotosgeborener oder auch Guru Rinpoche) gilt als Begründer des Buddhismus in Tibet zur Zeit des Königs Thrisong Detsen (756 bis 796). Ein uns nahestehender, wohlhabender Thangka-Händler, er verkaufte damals Thangkas (Rollbilder mit buddhistischen Motiven) von 400 Thangka-Malern, stellte uns einen großen Jeep samt Fahrer zur Verfügung und ließ es sich nicht nehmen, uns auf dieser spannenden Reise zu begleiten.

Bei einem Besuch in dem siebenstöckigen Haus des Händlers sah ich übrigens in einem der zahlreichen Zimmer zum ersten Mal in meinem Leben einen Flatscreen.

Wir fuhren also los und kämpften uns durch die viel zu engen, holprigen und staubigen Straßen von Kathmandu, bis wir in die hügelige Landschaft des Kathmandutales mit seiner dschungelartigen Vegetation gelangten. Schließlich fuhren wir langsam einige Serpentinen eines stark bewachsenen Hügels hinauf. Plötzlich sagte Khempo: »Here we should stop.« Er forderte uns auf, aus dem gemütlichen Auto auszusteigen und auf eine Anhöhe zu klettern. Diese war überaus dicht bewachsen, sodass wir uns teilweise mit den vom Fahrer des Jeeps mitgebrachten großen Messern eine Schneise durch das Dickicht schlagen mussten. Wir bahnten uns mühselig den Weg durch das Gestrüpp, bis Khempo uns mitteilte, dass wir jetzt am Ziel seien. Vor unseren Augen war nichts als dichtes Geäst zu sehen, doch dank der langen Messer standen wir wirklich kurze Zeit später vor dem kaum sichtbaren Eingang in die Höhle, welche Khempo mehr als drei Jahre als Wohn- und Meditationsstätte gedient hatte. Seinen Berichten zufolge hatte er im hinteren, dem Wetter nicht ausgesetzten Teil der Höhle einen Altar aus Steinen errichtet, dort wo Jahrhunderte zuvor schon Padmasambhava praktiziert haben soll. Wir tasteten uns im Dunkeln der Höhle vorsichtig weiter, bis Khempo uns wissen ließ, dass wir nun vor dem Altar angekommen seien. Die Spannung in der Gruppe stieg und eine mitgebrachte Taschenlampe wurde angemacht. Was wir aber auf dem einfach errichteten Steinaltar erblickten, übertraf all unsere Erwartungen. Im Lichtkegel der Taschenlampe erstrahlte eine alte Redbull-Dose.

Ein »vollendeter« Arzt oder Therapeut
hat keine Wünsche an seine Patienten,
sondern dient ihnen, ohne etwas zu erwarten.

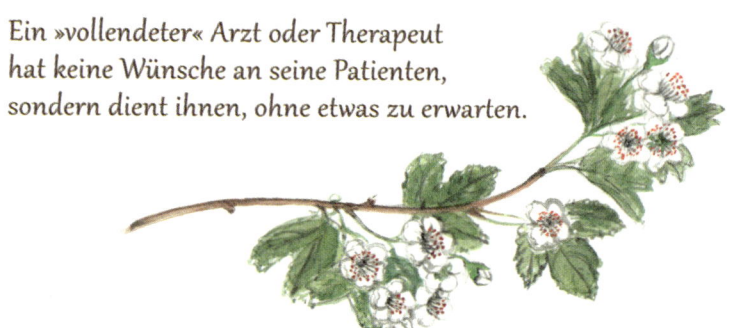

Eine Horde Affen und ein halber Schafskopf

Es war Anfang August des Jahres 2010. Wie schon die Jahre zuvor verbrachte ich den ganzen Sommer in meiner so geschätzten zweiten Heimat Dharamsala in Nordindien am Fuße des Himalayas. Am letzten Tag des Universitätssemesters in Wien bestieg ich jährlich das Flugzeug von Wien nach Asien und kam erst zu Beginn des nächsten Semesters Ende September zurück. Darüber hinaus war ich auch immer den ganzen April über hier, wenn das Wetter fantastisch schön war. Im Winter reisten meine Lehrer der Tibetischen Medizin nach Südindien oder Nepal, wo es wärmer war, und ich folgte ihnen regelmäßig nach Kathmandu, um dort Zeit mit ihnen verbringen zu können.

Dharamsala war und ist seit meinem ersten Aufenthalt im Jahre 1998 ein Ort des totalen Wohlbefindens für mich. Im Hintergrund diese massiven, hohen, immer schneebedeckten Berge, hoch am Himmel fantastische, große Greifvögel, die scheinbar mühelos durch die Luft gleiten, und rundherum natürlich jede Menge Tibeter in ihrem tibetischen »Exil«. Seine Heiligkeit, der XIV. Dalai Lama, lebt hier im »Namgyal Monastery« gemeinsam mit 200 Mönchen. Etwas unterhalb gelegen, in 30 Minuten Geh-Entfernung, befindet sich der Ortsteil Gangchen Kyishong, wo ich auch dieses Jahr wieder im Gadhong-Kloster wohnte. In unmittelbarer Nähe liegt der Sitz der Exilregierung, aber auch das Men-Tsee-Khang (Institut für Tibetische Medizin und Astrologie) und die »Library of Tibetan Works & Archives« unter der Leitung von Geshe Lhakdor, wo ich täglich am Unterricht teilnehmen durfte. Nyima Dekyi, sie war für den Tibetisch-Unterricht an der »Library« verantwortlich, begleitete die Stunden mit Charme, wunderbarem Engagement und unendlicher Leichtigkeit.

Wir pilgerten gleichsam in ihren Unterricht, so viel Freude hatte sie beim Lehren und wir beim Lernen. Wir, dies war eine kleine, aus allen Teilen der Welt zusammengewürfelte Schar an jungen und auch älteren Menschen, die sich hier trafen, weil sie die tibetische Kultur, die buddhistische Philosophie und natürlich die tibetische Sprache außerordentlich schätzten und nichts lieber taten, als immer tiefer in diese Materie einzudringen. Meine Studienkollegen kamen aus Tibet sowie aus der Mongolei, aus Japan und diversen europäischen Ländern. Unter ihnen war beispielsweise Marta, eine junge Spanierin. Sie war einem tibetischen Mönch in Madrid begegnet und hatte sofort gewusst, dass dies nun ihr Weg sei. Laut eigenen Angaben war sie eine lausige Schülerin gewesen und hatte in Spanien als Malerin gearbeitet. Bei uns in Dharamsala angekommen war sie kaum zu bremsen. Sie fragte mich zu Beginn, ob ich ihr ab und zu mit Rat und Tat beim Sprachstudium beistehen könne, also empfahl ich ihr meine ehemalige Tibetisch-Lehrerin, eine Nonne, als private Lehrerin. Daneben begann Marta im »Namgyal Monastery« tibetische Kalligraphie zu erlernen und beherrschte diese binnen kürzester Zeit besser als die meisten Tibeter. Sie hatte ein begnadetes Sprachgefühl und Talent und widmete sich mit unglaublicher Freude und Fleiß der Vertiefung ihrer Sprachausbildung. Nach kurzer Zeit bezog sie ein winziges Zimmer in der Nähe ihres Kalligraphie-Lehrers. In der tibetischen Sprache gibt es einen Ausdruck – *brtson 'grus* – mit der Bedeutung »freudvolle Anstrengung«. Marta war eine perfekte Verkörperung von *brtson 'grus*. Ihre Begabung sprach sich bald herum, sodass sie Jahre später wie selbstverständlich gefragt wurde, ob sie nicht als Tibetisch-Spanisch-Übersetzerin des Dalai Lama einspringen möchte. Sie machte dies derart exzellent, dass sie jetzt schon seit längerer Zeit regelmäßig sämtliche öffentliche Vorträge des

Dalai Lama in die spanische Sprache übersetzt. Ein weiterer gut befreundeter Studienkollege war François, ein ehemaliger Lehrer aus Frankreich in meinem Alter. Schon von Beginn an ging er das Erlernen der tibetischen Sprache überaus zielstrebig an. Wir unterhielten uns niemals auf Englisch, sondern immer auf Tibetisch. Er mied sehr bewusst den Kontakt zu Nicht-Tibetern und zog wenige Monate nach seiner Ankunft in Dharamsala in eine Wohngemeinschaft mit zwei Tibetern. In der Zwischenzeit hat er als einer von wenigen »Westlern« seine Ausbildung zum »Geshe« (tibetisch དགེ་བཤེས, *dge bshes*) begonnen. Geshe ist die Bezeichnung eines buddhistischen Gelehrtengrades im tibetischen Buddhismus. Ein Geshe studiert das Wissen des Buddhismus und ist ein Spezialist für Logik, Texte, Rituale und korrekte Abläufe. Geshes sind die Hüter des buddhistischen Wissens. Das Geshe-Studium endet mit einem von vier Geshe-Graden, aufsteigend sind dies Dorampa, Lingtse, Tsorampa und Lharampa. Die Ausbildung für den höchsten Grad dauert etwa 20 Jahre und dieser wird nach einer Reihe jährlich abzulegender Examen, welche unter anderem die Fähigkeit des Kandidaten zur dialektischen Debatte über alle Bereiche buddhistischer Theologie und Philosophie unter Beweis stellen sollen, verliehen. Deprimiert war François immer nur dann, wenn sein Studenten-Visum ablief, welches damals für jeweils fünf Jahre gültig war, und er für kurze Zeit Indien verlassen musste, um nach dreimonatigem Aufenthalt in Frankreich ein neues Visum beantragen zu können.

Auch ich verbrachte, wie schon erwähnt, während meines Studiums viel Zeit in Nordindien. Als ich eines Tages nach einigen Monaten in Österreich wieder zurückkam, fragte mich ein indischer Taxifahrer, den ich zuvor noch nie bewusst wahrgenommen hatte, wie mein »Urlaub« in Europa gewesen sei. Die meisten lokalen Taxifahrer kannten mich, weil ich als einer von ganz wenigen täglich mit meinem Fahrrad auf den steilen, holprigen Straßen rund um Dharamsala meine Runden drehte. Nur Verrückte, Kinder und Mittellose, die sich kein Motorrad oder Auto leisten konnten, fuhren damals in dieser Region mit dem Rad. Meine Tage in diesem Sommer hatten alle einen ähnlichen Ablauf. Ich lebte in einem winzigen Zimmer im Gadhong-Kloster, wo mehrere dutzend junge Mönche in tibetischer Tradition von einigen erfahrenen Mönchen erzogen wurden. Oft wurde ich schon sehr früh am Morgen durch einen Gong oder das laute Rezitieren der Mönche geweckt. Stundenlang waren sie jeden Tag damit beschäftigt, Lehrtexte auswendig zu lernen. Es roch herrlich nach Räucherwerk und man hatte von der Terrasse aus einen atemberaubenden Blick hinab in das Tal. Regelmäßig kam eine Schar wilder Affen vorbei, um zu schauen, ob sie nicht etwas zum Fressen ergattern könnten. Und dies alles genoss ich um 70 Euro. Im Monat.

Die Horde Affen lebte in unmittelbarer Nähe des Klosters. Wir alle, die wir im Kloster wohnten, schlossen so gut wie immer unsere Türen und Fenster, da ansonsten diese flinken, schlauen Tiere in unsere Zimmer gekommen wären. Eines Tages, ich hatte am Vormittag am Markt zwei Taschen voller frischen Gemüses und Obstes gekauft, ließ ich ein Fenster offen, als ich zum Unterricht ging, weil dieses Fenster ohnehin Querverstrebungen aus Eisen hatte. Diese waren geschätzte 15 Zentimeter voneinander entfernt, sodass meiner Meinung nach kein Affe je durchklettern konnte. Doch weit gefehlt. Als ich losmarschierte, lagen auf meinem Holztisch wohlsortiert grüne Bohnen, rote Rüben, Rettich, Karotten, aber auch drei Mangos und eine nahezu perfekte Papaya. Noch nie zuvor hatte ich eine derart formvollendete, wohlriechende, farblich hervorragende Papaya erstanden und freute mich schon auf den Verzehr dieser besonderen Frucht.

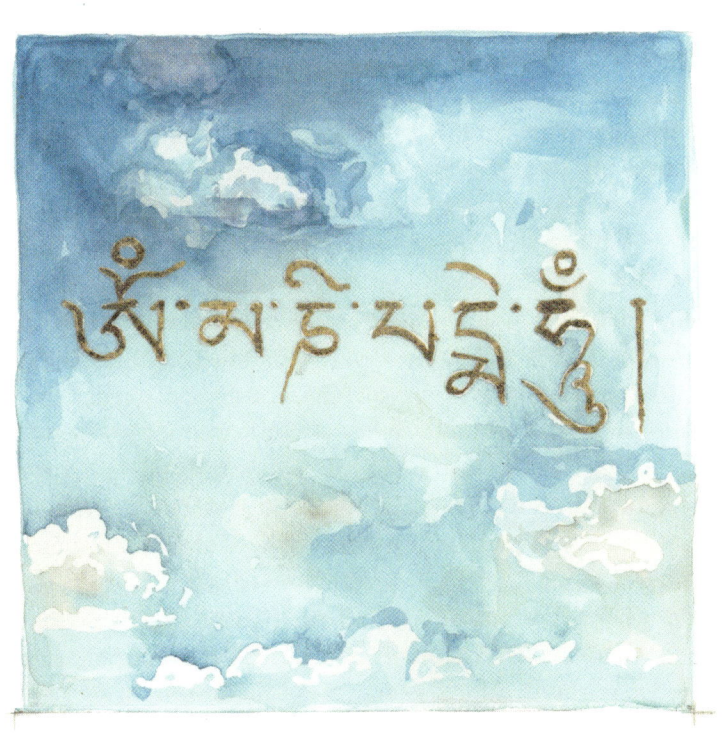

Als ich jedoch von meiner Unterrichtsstunde zurückkehrte, bot sich mir ein erstaunliches Bild: Eine Gruppe von insgesamt elf dieser uns so artverwandten Tiere hatte sich versammelt, um meine Vorräte zu plündern. Zwei wirklich noch kleine Babyäffchen, etwas kleiner als eine Katze, waren durch die Querverstrebungen des Fensters hindurchgeklettert und reichten ihren außerhalb wartenden Freunden und Verwandten meine Schätze. Diese verspeisten alles gleich auf der Terrasse vor meinem Fenster. Das größte und stärkste Männchen der Gruppe hatte gerade in dem Moment, als ich ankam, meine Papaya bekommen. Er kletterte und sprang elegant ein Stockwerk höher, beobachtete mich genau mit seinen dunklen, weisen Augen und fing dort an, meine kostbare Frucht zu verspeisen. Schließlich blickte er mir in die Augen, warf mir dann von oben herab die übriggebliebene Schale vor die Füße und wartete neugierig auf meine Reaktion. Doch meistens verliefen meine Tage ruhig und geregelt. Am Vormittag besuchte ich zwei verschiedene Tibetisch-Stunden mit Nyima Dekyi an der »Library« und, wenn es am Nachmittag aufgrund des Monsuns nicht zu stark regnete, die »Buddhist Philosophy Class«, welche Geshe Lobsang Tsondu so hervorragend leitete. Von 17 Uhr bis 18 Uhr nahm ich privaten Sprachunterricht bei Thupten, der als Bibliothekar in der tibetischen Abteilung der Library arbeitete. Wir hatten uns über die Jahre angefreundet und es war spannend, sich mit ihm täglich in tibetischer Sprache über diverse Themen austauschen zu dürfen. Hier kam alles zur Sprache: Die politische Situation im tibetischen Exil, philosophische Spitzfindigkeiten, aber auch die »Klatsch- und Tratschgeschichten« von Dharamsala. Danach machte ich mich von der Library auf zum Men-Tsee-Khang (Institut für Tibetische Medizin und Astrologie), um meinen wundervollen Freund und Lehrer Wangdue aufzusuchen. Er war in Tibet geboren, wo schon

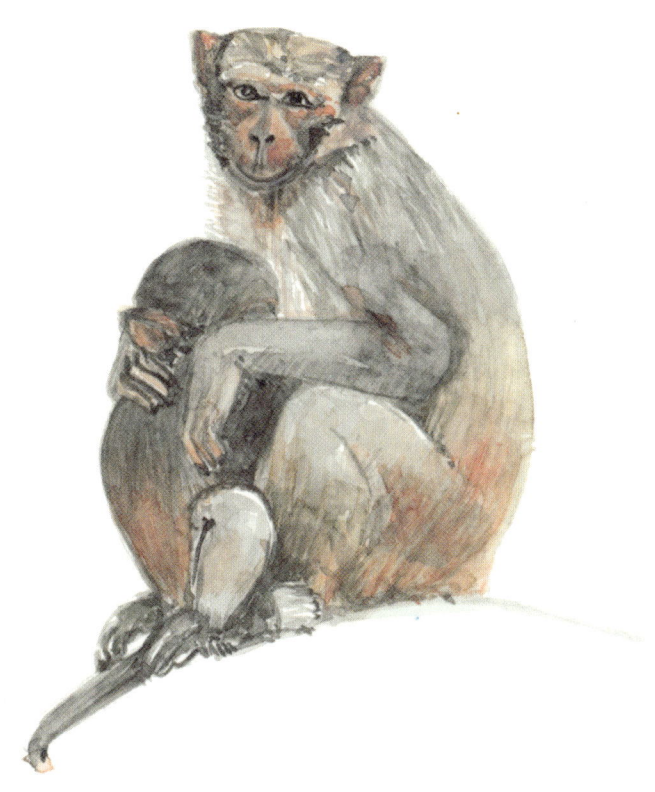

sein Vater als tibetischer Arzt gearbeitet hatte, hatte nach seiner Flucht nach Indien am Men-Tsee-Khang (Institut für Tibetische Medizin und Astrologie) studiert und lehrte nun seit mehreren Jahren am »Medical College« des Men-Tsee-Khang. Wir hatten uns 2008 anlässlich eines Vortrages kennengelernt, den ich dort über den Vergleich zwischen Tibetischer und Chinesischer Medizin halten durfte. An jedem Tag außer Sonntag, den ich in Dharamsala verbrachte, war ich eingeladen, ihn von 18 Uhr bis 20 Uhr aufzusuchen. Er lebte im obersten Stock eines vierstöckigen Gebäudes, in welchem zahlreiche tibetische Ärzte untergebracht waren. Immer wieder steckte jemand die Nase zur Tür herein, um mit Wangdue zu plaudern. So saß ich förmlich in der Mitte eines Mandalas der Tibetischen Medizin. Wangdue bereitete uns zu Beginn jedes Treffens einen Tee zu. Es handelte sich dabei nicht um den tibetischen Buttertee, sondern um einen bei den Tibetern in Nordindien überaus beliebten süßen Tee mit viel Milch. Zuviel durfte man als Europäer nicht davon trinken, außer man wollte bei dem feuchten Monsun-Wetter krank werden. Mangos im Übermaß sollten ebenfalls in dieser Zeit gemieden werden, empfahlen immer wieder befreundete Tibeter.

Wangdue und ich hatten bei unseren täglichen Treffen ein klares Ziel. Wir gingen gemeinsam im Laufe der Jahre den bedeutendsten Text der Tibetischen Medizin, die »Vier Tantras der Tibetischen Medizin«, durch. Die tibetische Bezeichnung dieses so wunderbaren Textes lautet *rgyud bzhi*. Er dient seit dem 12. Jahrhundert als Grundlagentext in der Ausbildung der tibetischen Ärzte und wird noch heute von angehenden Medizinern teilweise auswendig gelernt. Dementsprechend hatte es mich mit großer Freude erfüllt, als ich 2008 vom Men-Tsee-Khang (Institut für Tibetische Medizin und Astrologie) die Einladung

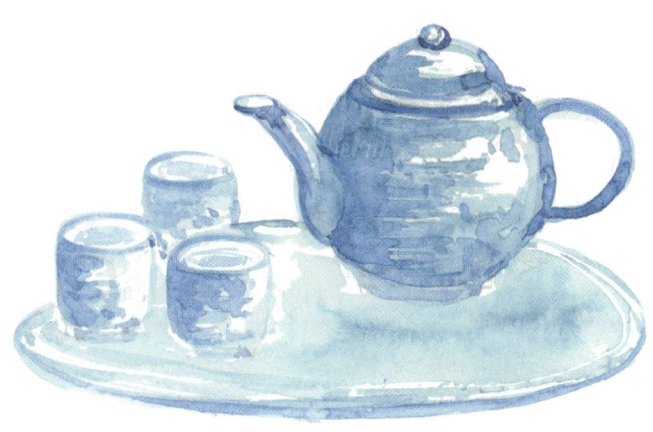

erhalten hatte, dieses Werk zu übersetzen, zu überarbeiten und in deutscher Sprache herauszugeben. Mit großer Dankbarkeit, aber auch viel Hochachtung, hatte ich diesen Vorschlag angenommen! Wangdue hatte auf Empfehlung von zwei befreundeten Ärzten im ersten Abschnitt bei Kapitel eins mit seiner Lehrtätigkeit für mich begonnen. So arbeiteten wir uns im Laufe der Tage, Wochen, Monate und Jahre immer weiter und tiefer in die Schönheit dieses Textes hinein. Manches Mal träumte ich sogar von Inhalten der *rgyud bzhi*. Wangdue las Wort für Wort, Absatz für Absatz tibetisch vor und erläuterte danach die Bedeutung, ebenfalls in tibetischer Sprache. Es war immer ein purer Genuss, seinen tiefgründigen Ausführungen zu lauschen. Ich nahm jede einzelne Stunde auf, um danach erneut seinen Belehrungen zuhören zu können. Dies tat ich am liebsten mit einem Stück

Schokolade, brennenden Räucherstäbchen sowie einer Kerze im Raum. Oder, wenn ich zurück in Österreich war, am Fahrradergometer sitzend.

In diesem feuchten Sommer des Jahres 2010 war ich schon seit zwei bis drei Wochen erschöpft, konnte nicht gut schlafen, bekam bei geringster Anstrengung Herzklopfen, hatte wahrscheinlich eine leicht erhöhte Temperatur und hatte mir bereits von einer der drei Ärztinnen, die in der »Medical Clinic« des Men-Tsee-Khang in Gangchen Kyishong arbeiteten, tibetische Pillen verschreiben lassen. Leider ohne den erhofften Erfolg. So schleppte ich mich Tag für Tag zu den diversen Unterrichtsstunden, war müde und hätte am liebsten gar nicht mehr geredet, da der Hals schmerzte und jedes Wort anstrengend war. Wangdue fragte mich, wie es mir gehe, und ich berichtete ihm. Er nahm nicht einmal meinen Puls, so sicher war er mit der von ihm gestellten Diagnose meines Zustandes. Es war in dieser Jahreszeit übrigens nahezu unmöglich, Nahrungsmittel von guter Qualität zu beziehen. Fleisch mied ich komplett, nachdem ich die »Fleischverkäufer« am Straßenrand gesehen hatte. Sie hackten den Kunden mit groben, dreckigen Hack-Beilen Stücke von halben oder ganzen Tierkörpern herunter. Dieses von ihnen zum Verkauf angebotene Fleisch wurde niemals gekühlt und die darauf sitzenden Fliegen oder anderen Insekten wurden ab und zu durch Staubwedel mit einer lethargischen Handbewegung hochgradig unerfolgreich aufgescheucht. Das Gemüse und Obst sowie der von mir geliebte tibetische getrocknete Jak-Käse waren schon zum Zeitpunkt des Kaufes häufig von Schimmel befallen. Die extreme Feuchtigkeit machte nicht einmal vor meiner Kleidung halt. Ich hatte damals rote Lieblings-Lederschuhe mit einer Holzsohle, aus welcher in dieser feuchten Jahreszeit orangene kleine Pilze zu wachsen begannen. 2004 hatte ich diese Schuhe in Lhasa gekauft,

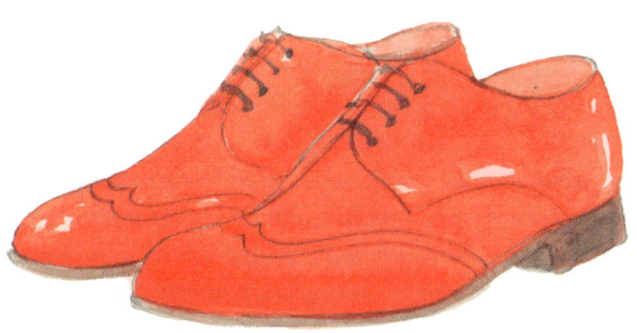

aber am Ende des diesjährigen Indien-Aufenthaltes musste ich sie schweren Herzens entsorgen.

Wangdues Diagnose meines Zustandes war für ihn vollkommen klar und einfach: Ein *rlung* (Wind)-Überschuss, hervorgerufen durch einen Mangel an nahrhaften Nahrungsmitteln, Schlafmangel, zu intensives Studium sowie erschöpfende Tätigkeiten. Laut Tibetischer Medizin führt *'dod chags*, also ein Übermaß an Begierde, zu der Entwicklung eines *rlung* (Wind)-Zustandes. Diese Begierde kann sich auf materielle Dinge, jedoch ebenso auf immaterielle Dinge beziehen. Ich hatte einfach zu intensiv studiert, gelernt und mir zu wenig Erholungspausen gegönnt. Seine Therapie war einfach und gleichzeitig hochgradig effizient. Er bereitete mir für den nächsten Tag eine Suppe vor, die als Hauptbestandteil einen halben Schafskopf enthielt. Schaffleisch und speziell -knochen sollen laut Tibetischer Medizin perfekt geeignet sein, um *rlung* (Wind)-Dysbalancen auszugleichen. Als ich am folgenden Tag zu ihm kam, servierte er mir eine Schüssel mit Suppe, gekocht aus Gemüse und dem halben Schafskopf. In der Schüssel schwammen etwas unmotiviert einige Lauch- und

Karottenstückchen, aber auch Knochensplitter sowie das eine Auge des Schafes. Wangdue überreichte mir einen großen Löffel zum Auslöffeln der Suppe und eine Gabel, mit der ich das Auge aufspießen und danach verzehren sollte. Die Suppe schmeckte durchaus angenehm, fast wie eine gute Rindssuppe, welche man auf österreichischen Almhütten mit viel Schnittlauch serviert bekommt. Das Auge stellte mich allerdings vor eine große Herausforderung. Als ich zögernd versuchte, es mit der Gabel aufzuspießen, bewegte es sich in der Suppenschüssel hin und her, so, als ob es mir zuzwinkern wollte. Ich kam mir vor wie in einer Geschichte von Roald Dahl. Letztendlich löffelte ich die Suppe aus, nagte an den Knochensplittern, nur das Auge, das ließ ich übrig. Angenehmerweise hatten scheinbar sämtliche sich in mir befindlichen krankheitserregenden Viren und Bakterien Mitgefühl mit mir. Am nächsten Tag war ich meine subfebrile Temperatur wieder los, konnte besser schlafen und erholte mich zusehends, sodass mir keine weiteren Schafsaugen angeboten werden mussten.

Ein »vollendeter« Arzt oder Therapeut
versteht das Prinzip von Ursache und Wirkung.

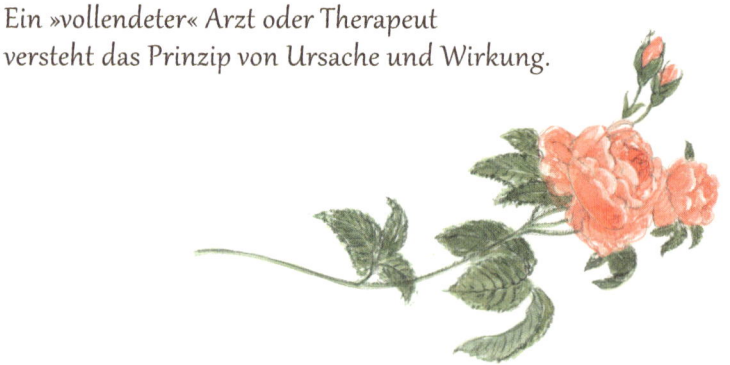

Das Ende eines kalten Winters

Kurz nach Weihnachten des Jahres 2014 flog ich nach Kathmandu, in die bunte Stadt mit den viel zu engen Straßen und der grandiosen Luftverschmutzung. Wer nach Nepal reiste, wusste, worauf er sich einließ. Unter anderem auf lediglich acht Stunden Strom am Tag. Mehr als zehn Winter hintereinander war ich hierher gekommen und hatte im Tharlam-Kloster Quartier bezogen, um mich in der tibetischen Kultur und Sprache zu vertiefen. Kathmandu bedeutet für mich Abenteuer, Studium und einen Ort des Wohlfühlens. Das Tharlam-Kloster ist ein buddhistisches Kloster der Sakya-Sekte in Boudhanath, Treffpunkt zahlreicher Tibeter in Kathmandu. Den großen Boudhanath-Stupa mit einer Schar von Pilgern aus aller Welt zu umrunden, in der Luft all die bunten Gebetsfahnen und den guten Geruch des Räucherwerks in der Nase, fühlt sich immer wieder wie ein großes Fest an.

Wie in den Jahren zuvor verbrachte ich die Zeit in Nepal in einem liebgewonnenen Rhythmus. Dazu gehörte ein täglicher Sprachunterricht bei Samten, der mit viel Humor und auch Interesse an einem guten Gespräch seine Stunden leitete. Zusätzlich ging ich mit Tseyang, die gerade selbst Tibetische Medizin studierte, einige Kapitel der *rgyud bzhi* durch. Es waren genau jene Kapitel, an deren Übersetzung ich zu diesem Zeitpunkt arbeitete.

Doch dieses Jahr stand ein außergewöhnliches Ereignis am Plan: Vom 28. bis zum 30. Dezember sollte im Shechen-Kloster in der Nähe der Boudhanath-Stupa der »3rd International Congress on Sowa Rigpa – Traditional Tibetan Medicine« stattfinden. Da ich eingeladen worden war, zum Thema »The ethical conduct of a physician« einen Vortrag zu halten, wurde mir netterweise ein geräumiges Zimmer im Gästehaus des Klosters zur Verfügung

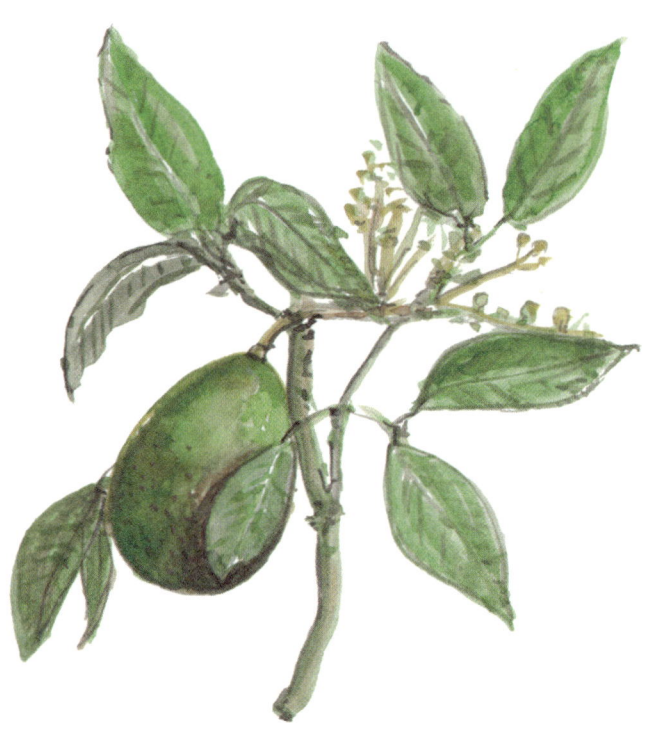

gestellt. In dieses übersiedelte ich am Abend vor Kongress-Beginn. Das Gästehaus ist ein herrlicher Ort, eine Oase der Ruhe mit einem gepflegten Garten, in dem etliche Kräuter- und Gemüsesorten angebaut werden. Hier sah ich auch einen stattlichen Avocadobaum, groß wie ein Birnenbaum, mit einer einzigen reifen Avocado darauf. Allzu gerne hätte ich die sicher schmackhafte Frucht gepflückt und anschließend verspeist. So begnügte ich mich damit, sie täglich hoch oben am Ast zu betrachten.

Die Shechen-Tradition (tib.: *zhe chen*) ist eine Richtung der Nyingma-Schule des tibetischen Buddhismus und hat zahlreiche bedeutende buddhistische Persönlichkeiten hervorgebracht, darunter Shechen Gyeltshab, Shechen Kongtrül und Mipham Rinpoche. Auch der überragende Dilgo Khyentse und der so interessante Chögyam Drungpa wurden in den Lehren dieser Tradition unterwiesen. Matthieu Ricard, der bekannte buddhistische Mönch und ehemalige studierte Molekularbiologe, lebt im Shechen-Kloster und war auch zur Zeit des Kongresses anwesend. Immer wieder gesellte er sich während des Abendessens zu uns. Der Kongress war insgesamt eine wunderbare Gelegenheit, alte Bekannte aus dem Themenkreis der Tibetischen Medizin wiederzusehen. Nach meinem Vortrag über das ethische Verhalten eines Arztes wurde ich eingeladen, bei dem Vortrag von Dr. Namgyal Rinpoche als Übersetzer aus der tibetischen in die englische Sprache mitzuwirken. Eine ehrenvolle Aufgabe, die sich als durchaus kompliziert herausstellte. Ich hatte in den Jahren zuvor des Öfteren von Dr. Namgyal Rinpoche gehört, war ihm jedoch noch nie persönlich begegnet und hatte noch kein einziges Wort mit ihm gesprochen. Ich wusste darum nicht, ob er einen tibetischen Dialekt verwendete und wenn ja, welchen. Ich wusste auch nicht, wie er über diverse Themen der Tibetischen Medizin dachte und wie er seinen Vortrag anlegen würde.

Lediglich der Titel des Vortrages wurde mir kurzfristig vorab mitgeteilt. All dies waren keine idealen Voraussetzungen für eine geglückte Übersetzung. Als Dr. Namgyal Rinpoche die Bühne für seine Präsentation betrat, stand ich schräg hinter ihm. Er begann mit den für Tibeter üblichen ausführlichen und manches Mal etwas langatmig anmutenden Begrüßungsfloskeln, führte aus, dass er wirklich über kein spezielles Wissen verfüge und wirklich nichts Besonderes zu berichten habe. So weit, so vertraut und gut. Danach zückte er jedoch plötzlich aus seiner Mönchsrobe ein Tablet, schaltete es an und begann aus einem alten tibetischen Medizintext, der mir nicht vertraut war, vorzulesen. Und zwar über Aderlass- und Moxibustionspunkte, über die ich noch nie zuvor gehört hatte. Auch war ich nicht einmal im Ansatz in der Lage, die tibetische Schrift von schräg hinten zu sehen. Man kann die weitere Übersetzung mit zwei Worten zusammenfassen: Nicht gelungen.

Was an den nun folgenden zwei Tagen geschah, kann dafür als hochgradig gelungen bezeichnet werden. Wir schrieben den 31. Dezember 2014. In der tibetischen Kultur gibt es die Tradition, dass Texte, die eine spezielle Überlieferung vom Lehrer an den Schüler benötigen, auf drei verschiedene Weisen übertragen werden: Durch *dbang* (»Empowerment«), durch *lung* (»Oral transmission«) und *khrid* (»Instruction«). Zu Beginn steht also eine Segensübertragungen des Textes, dieser wird anschließend vorgelesen und auch die Bedeutung erklärt. So geschieht es schon seit zahlreichen Generationen, um das Wissen zu erhalten. An diesem letzten Tag des Jahres gab uns der schon sehr betagte Dr. Wabe aus Amdo, unterstützt von Dr. Machik *lung* (»Oral transmission«) des 1., 2. und 4. Tantras der *rgyud bzhi*, des Grundlagentextes der tibetischen Mediziner verfasst im 12. Jahrhundert nach Christus.

Es war ein unvergessliches Ereignis. Wir, dies waren zirka 200 Personen, saßen in einem großen, schönen und mit Thangkas und Statuen gestalteten Raum des Shechen-Klosters und lauschten den Rezitationen von Dr. Wabe. Mit viel »freudvoller Anstrengung« las Dr. Wabe vor, schloss dabei manches Mal die Augen und rezitierte einfach weiter, da er den Text ohnehin seit seinem Studium auswendig konnte. Er war sichtlich geschwächt und seine Stimme war rau, aber er las unermüdlich weiter vor. Wir alle, die zuhören durften, nahmen wahr, dass uns der alte, erfahrene Arzt aus Tibet ein großes Geschenk machte. So vergingen erst Minuten, dann Stunden. Dr. Wabe las und las und las. Erst als seine Stimme nach einigen Stunden ganz versagte, sprang Dr. Machik, der die ganze Zeit danebengesessen war und mitgelesen hatte, für ihn ein. Jetzt saß Dr. Wabe neben ihm, folgte den Rezitationen vollkommen ruhig mit großer Konzentration. Man hätte all die Stunden eine Nadel fallen hören können, so intensiv waren sämtliche Anwesende bei dieser Übertragung dabei. Im folgenden Jahr verstarb Dr. Wabe, aber an diesem Tag hatte er uns einen an Intensität nicht zu überbietenden *lung* (»Oral transmission«) gegeben.

Der 1. Januar 2015 war ein weiterer unvergesslicher Tag. Dr. Nida Chenagtsang gab uns eine theoretische und praktische Einführung in »Tummo«. Dies ist eine fortgeschrittene, tantrische Meditationstechnik des Vajrayana-Buddhismus. Diese kontemplative Praxis hat zuerst einmal das Ziel, die Körpertemperatur ohne Hilfsmittel bewusst stark zu erhöhen und so unempfindlich gegen niedrige Umgebungstemperaturen zu machen. Inneres Ziel der Geistesübung ist die gerichtete Energielenkung von innen nach außen, um so negative Gefühle, Gedanken und Haltungen durch »Verbrennen« auszulöschen. Soviel zur Definition. Natürlich hatte ich schon von »Tummo« gehört und Filme darüber gesehen. Der tibetische Begriff steht für »innere Hitze« oder »inneres Feuer«. In jenen Filmen waren regelmäßig praktizierende Yogis zu sehen, die teilweise in der Winterzeit im Himalaya im Freien diese Meditationstechnik durchführten. Als Prüfung beziehungsweise Beweis dafür, dass »Tummo« richtig beherrscht wurde, bekleideten sich die Yogis mit einem triefend nassen Tuch, welches dann durch die erzeugte erhöhte Temperatur rasch trocknete. Für jemanden wie mich, einen sogenannten »Warmduscher«, der es liebt, wenn subtropische Temperaturen herrschen, der gerne in der größten Mittagshitze im Sommer Radfahren geht und der am liebsten nur in Schwimmbäder springt, die über 25 Grad haben, eine unvorstellbare Leistung. In Kathmandu hatte es damals tagsüber in der Sonne gerade erträgliche elf Grad und in der Nacht fielen die Temperaturen auf knapp über null Grad. In meinem Zimmer im Shechen-Kloster konnte man beim Ausatmen den Dunst der eigenen Atemluft sehen. Obwohl ich gerne und regelmäßig einen frischen, gut wärmenden Ingwertee trank, den ich mir immer zubereitete, wenn gerade der Strom in Nepals Hauptstadt nicht abgeschaltet war, fror ich oft und viel. In der Nacht lag ich manches Mal mit einer warmen Jacke bekleidet unter zwei dicken Decken und wünschte mir eine dritte Decke herbei. Kathmandu im Winter bedeutete für mich, immer zwei Paar Socken übereinander zu tragen und getrocknetes Büffelfleisch zu kaufen. Dieses war mit jeder Menge Pfeffer und Chili versehen und wärmte von innen. Man konnte jedoch nicht zu viel davon verspeisen, sonst bekam man Zahnfleischentzündung von den scharfen Gewürzen.

Doch an diesem ersten Tag des neuen Jahres wurden wir von Dr. Nida Chenagtsang in eine von mir noch nie praktizierte, erwärmende Methode eingeführt – »Tummo«. Dr. Nida Chenagtsang ist ein traditioneller tibetischer Arzt und Linienhalter von Yuthok

Nyingthig, der einzigartigen spirituellen Heiltradition der Tibetischen Medizin. Er wurde in Amdo im Nordosten Tibets geboren und begann sein frühes Medizinstudium im regionalen Krankenhaus für Tibetische Medizin. Später erhielt er ein Stipendium für die Zulassung zur »Tibetan Medical University« in Lhasa, wo er 1996 seine Ausbildung mit einer Praxis in den Krankenhäusern für Tibetische Medizin in Lhasa und Lhoka abschloss. Neben seiner medizinischen Ausbildung praktizierte Dr. Nida Vajrayana bei Lehrern aller Schulen des tibetischen Buddhismus und bildet unermüdlich Interessierte in Sowa Rigpa und der Yuthok Nyingthig-Tradition in über vierzig Ländern auf der ganzen Welt aus.

Zu Beginn des Tages versammelten wir uns alle in der großen Halle des Klosters. Dr. Nida ließ demonstrativ die einzig vorhandene kleine elektrische Heizung ausschalten, welche ohnehin nur in Betrieb genommen werden konnte, wenn gerade Strom zur Verfügung stand. Diese winzige Heizung hatte in den vergangenen Tagen in homöopathischer Dosierung den großen Raum erwärmt. Nun also sollte unsere innere Wärme in Form der »Tummo-Praxis« entfacht werden. Dr. Nida gab uns Anleitungen, wir lauschten und setzten seine praktischen Erläuterungen um: Es war dies eine Kombination aus Visualisierungen, Atemübungen und gewissen Körperübungen, hauptsächlich Rotationsübungen des Oberkörpers, die im Sitzen durchgeführt wurden. Zu Beginn saß ich – wie der Großteil unserer Gruppe – mit einer dicken Jacke bekleidet in dem kühlen Raum. Doch siehe da! Obwohl ich die Visualisierungen kaum durchführte und mich hauptsächlich auf die Atem- und Rotationsübungen beschränkte, wurde mir sowie den meisten anderen Anwesenden zusehends wärmer. »Tummo«, diese alte tibetische Meditationstechnik, die auch Milarepa im elften Jahrhundert angewendet haben soll, wirkte sichtlich. Am Schluss des Vormittages hatte ich die Jacke ausgezogen und es war mir wohlig warm. Für mich war dies ein Beweis für die Effizienz und Genialität dieses seit Jahrhunderten überlieferten Wissens.

Als kleiner Nachtrag sei angemerkt, dass ich zwei oder drei Tage darauf Fieber bekam. Ob dies auch eine Auswirkung von »Tummo« war? Wer weiß!

Ein »vollendeter« Arzt oder Therapeut
schließt seine Patienten in seine Wunschgebete
und Meditationen ein.

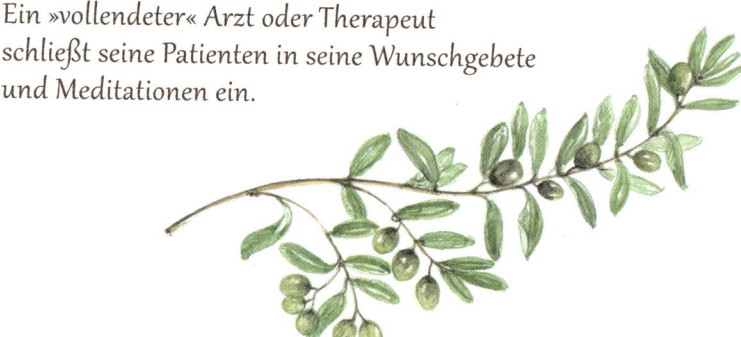

Der Schock in den Knochen

Es war ein Montag in der Mitte des Januars 2013. Ein Tag, an dem ich mich vollkommen wohl fühlte. Am Vortag war ich aus Nepal zurückgekehrt, wo ich wie so oft in der kühlen Jahreszeit einige Tage verbracht hatte. Dieses Mal hatte ich es geschafft, mich trotz der dort herrschenden kalten Witterung nicht zu verkühlen. Gut gelaunt machte ich mich am Vormittag mit meinem Fahrrad von der Wohnung auf in Richtung Ordination. Doch mein Hochgefühl hatte bald ein Ende, denn ich kam nicht weit. Draußen schneite es leicht und auf den Straßen hatte sich eine leichte Schneeschicht gebildet. Am Ring, jener breiten Straße mit den schönen alten Gebäuden, die den ersten Wiener Bezirk umgibt, lag scheinbar ein Stein auf der Straße, den ich übersah. Auf jeden Fall flog ich plötzlich über mein Fahrrad und landete hart am Asphalt. Aufstehen war nicht mehr möglich. Ein hilfreicher Passant zog mich von der Straße in Richtung Fußgängerweg. Einige Zeit später lag ich mit der Diagnose Beckenfraktur als stationär aufgenommener Patient im hervorragenden Wiener Lorenz-Böhler-Krankenhaus. Das Becken war zwar gebrochen, jedoch machte die Fraktur glücklicherweise keine Operation notwendig. Ich sollte einfach ruhig liegen – die ersten zehn Tage im Krankenhaus und danach weitere 30 Tage zu Hause. Eine spannende Erfahrung. Ich war eingeladen, sechs Wochen hindurch wirklich nichts zu machen. Eine Tätigkeit als Arzt war schlichtweg unmöglich.

Noch nie zuvor war ich einen derart langen Zeitraum hindurch zum Nichtstun verpflichtet gewesen. Und zu meiner Überraschung war es eine durchwegs angenehme Periode in meinem Leben. Zu Beginn schlief ich viel, meditierte und las tibetische

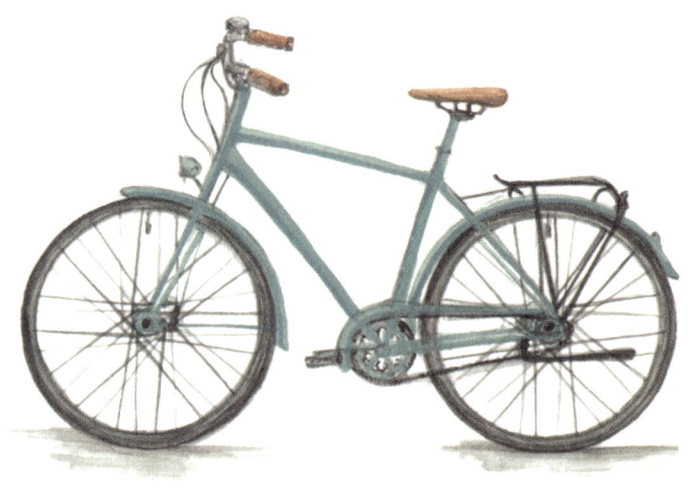

Texte. Da wir keinen Fernseher besitzen, fing ich nach einiger Zeit an, mir im Internet Krimis, vorzugsweise richtige Thriller, anzuschauen.

Nach ungefähr zwei Wochen zu Hause wollte ich wieder einmal ein Bad nehmen. Dies bedeutete: langsam im Bett aufsetzen, in den bereitgestellten Rollstuhl »klettern«, in das Badezimmer rollen und dort mit aller Vorsicht in die Badewanne gleiten. Dort lag ich in aller Gemütlichkeit und tief entspannt. Im warmen Wasser zu sein bedeutete für mich schon immer totales Wohlbefinden. Was dann passierte, war im Nachhinein betrachtet durchaus spannend. Wie normalerweise immer setzte ich mich nämlich erst auf, um aus der Badewanne zu steigen, und stand dann automatisch, ganz ohne zu denken und vollkommen schmerzfrei auf. Gegenüber unserer Badewanne war ein Waschbecken, darüber ein Spiegel. Ich stand also gedankenversunken auf beiden

Beinen, betrachtete mich absichtslos im Spiegel und erschrak auf das Heftigste. Als ich mich im Spiegel sah, zum ersten Mal seit nun mehr als drei Wochen, wurde mir schlagartig klar, was ich getan hatte. Ich hatte ja mein Gesicht so lange nicht mehr gesehen! Sofort legte ich mich wieder hin, aber mein Körper war in Aufruhr. Der Ruhepuls war schlagartig auf gefühlte 180 Schläge pro Minute erhöht, Adrenalin durchströmte meinen Körper und dies alles wirklich nur, weil mein Geist so alarmiert war. Es war, als hätte mich plötzlich ein wilder Tiger aus einem Hinterhalt angesprungen.

Als beim nächsten routinemäßigen Kontrollröntgen die Nachricht kam, dass meine Beckenknochen auch weiterhin so zusammengewachsen waren, wie es idealerweise stattfinden soll, war ich wirklich dankbar. Diese kleine Geschichte hatte mir überaus anschaulich das Potential unseres Geistes vor Augen geführt. Von wirklicher Schmerzfreiheit bis zur totalen Panikreaktion beruhte alles »nur« auf dem Zustand des Geistes.

Die restliche Zeit bis zum Ablauf der sechs Wochen verbrachte ich gemütlich liegend zu Hause. Nach ziemlich genau sechs Wochen durfte ich wieder aufstehen, zu Beginn mit der Unterstützung von Krücken mit lapislazuliblauen Griffen.

Am 1.3.2013 fand dann der internationale Kongress »Geburtshilfe im Dialog« in Mannheim statt. Der Veranstalter Dr. Ansgar Römer hatte mich im Jahr davor zu einem Vortrag eingeladen. Also machte ich mich mit Rollstuhl und Krücken ausgestattet per Taxi, Flugzeug und Zug auf nach Mannheim. Mit der Hilfe einiger liebevoller Menschen kam ich sicher am Veranstaltungsort an und alles verlief unkompliziert und gut. Zurück in Wien wagte ich mich langsam wieder an das normale Leben heran. Und so war ich einige Zeit später zu einem weiteren Vortrag etwas außerhalb von Wien unterwegs. Ich fuhr mit dem Zug hin und ging dann ohne Krücken zum zehn bis fünfzehn Minuten entfernten Platz der Veranstaltung. Doch schon beim Gehen hatte ich bemerkt, dass sich etwas Ungewöhnliches in meinem Körper anbahnte. Angekommen nahm das Geschehen seinen Lauf. Ich begann mit dem Vortrag wie immer, konnte aber nicht leugnen, dass sich in meinem Körper außergewöhnliche Dinge abspielten. Nach wenigen Minuten bekam ich Schüttelfrost, mein Körper begann zu zittern, heftige Schmerzen schossen durch meine Hüfte und ich war mir nicht sicher, ob ich nicht ohnmächtig werden würde. Eigentlich durchaus interessante Sinneswahrnehmungen, hätte ich nicht zeitgleich einen Vortrag halten sollen. Zum Glück geht es mir nicht bei allen Vorträgen so, wie an diesem denkwürdigen Tag!

Was war geschehen? Durch die Bewegung, das Gehen, hatte sich der in meinen Knochen gespeicherte Schock der Verletzung wieder manifestiert. In der Chinesischen Medizin geht man davon aus, dass traumatische Ereignisse in unserem »Speicherbewusstsein« – »Hun« genannt – abgelegt werden. Das »Hun« wird in der TCM der Leber zugeordnet. Darin sind Erlebnisse und Erfahrungen ohne bewusste Bewertung oder vorgesetzten Filter gespeichert. Unangenehme Ereignisse können lange Zeit im »Speicherbewusstsein« verbleiben und dort zu massiven Dysbalancen führen. Es gibt ein paar kostbare Methoden, um den Inhalt des »Hun« gezielt an die Oberfläche zu bringen: Meditation, Tai Qi oder Qi Gong, Psychotherapie, Hypnose, Trancezustände, die Psychopunkte der Akupunktur sowie Kräuter wie Eisenkraut (Herba Verbenae) und Johanniskraut (Herba Hyperici). Auch durch den Einfluss von Drogen, Alkohol sowie Sexualität kann der Inhalt des »Hun« an die Oberfläche kommen. Wichtig ist immer, dass der Patient parallel zu diesem fallweise intensiven Geschehen gestärkt wird, speziell im Bereich des Nieren-Yin. Hierzu eignen sich beispielsweise Akupunkturpunkte wie Niere 3 太谿 (tài xī) und Niere 6 照海 (zhào hǎi).

Laut Chinesischer Medizin wird durch körperliche Bewegung ebenfalls das Qi im Bereich der Meridiane in Zirkulation gebracht und die feinen »Weisheits«-Kanäle werden durchgeputzt. In meinem aktuellen Fall war genau dies geschehen: Die Bewegung durch den Fußmarsch hatte den Inhalt des »Hun« mit all den geschilderten Symptomen freigesetzt.

Übrigens gibt es eine relativ einfache Methode um festzustellen, ob ein Patient durch einen »Schock«, den er erlitten hat, längerfristig destabilisiert wird: die Pulsdiagnose. Bei Vorliegen eines »Schocks« im System schlägt der Puls unrhythmisch. Dies bedeutet, dass unrhythmische Pulse anzeigen, dass Patienten erst stabilisiert werden sollten, bevor die üblichen Methoden durchgeführt werden können. Rose, Safran, Weihrauch und Myrrhe erweisen sich hierbei als überaus nützlich.

Meine Tage waren von nun an der aktiven Regeneration gewidmet. Noch saß mir der Schock ja »in den Knochen«. Am Tag nach dem ereignisreichen Vortrag kletterte ich oder robbte vielmehr frei von jeglicher Eleganz auf einen Hometrainer, den wir extra für diesen Zweck organisiert hatten. Was folgte, war ernüchternd. Ich versuchte im leichtesten Gang loszulegen, aber schon nach weniger als einer Minute musste ich den Versuch abbrechen. Mein Kreislauf war eingegangen, ich hatte Schweißausbrüche und konnte nicht mehr weitertreten. Interessant, wie stark mein Körper durch die vorhergegangenen sechs Wochen Pause Kräfte abgebaut hatte. Mit der Beständigkeit und Ausdauer eines Wasser-Büffels nach dem chinesischen Horoskop machte ich in den folgenden Tagen weiter – jeden Tag ein bisschen mehr. Ich aß nahrhafte Nahrungsmittel und mied den so geliebten Kaffee komplett. Dies fiel mir nicht besonders leicht, weil es ein liebgewonnenes

Ritual war, täglich meinen tibetischen Medizintext zu übersetzen und dazu einen Cappuccino, am liebsten mit Schlagobers, zu trinken. Einen Text ohne Kaffee zu übersetzen, war zu Beginn keine wirklich prickelnde Vorstellung. Denn Wasser-Büffel gelten in der TCM als Lebewesen, die gerne ihre Rituale wiederholen und dadurch Freude kreieren. Aber auch dies gelang.

Dazu nahm ich sowohl westliche als auch chinesische Kräuter ein, welche speziell das Nieren-Yin stärkten, innerem Wind entgegenwirkten sowie Herz-Feuer beruhigten. Anbei gerne für Interessierte die damals von mir eingenommenen Kräuter. An dieser Stelle sei darauf hingewiesen, dass diese Rezepturen natürlich individuell an meine Befindlichkeiten angepasst waren. Kein Mensch gleicht dem anderen. Was dem einen gut tut, schadet möglicher Weise dem nächsten. Bei dem Wunsch, TCM-Kräuter einzunehmen, empfiehlt sich immer ein Besuch beim TCM-Therapeuten oder TCM-Arzt.

Hier die Rezepturen:

Westliche Kräuter

- Ackerschachtelhalm (Herba Equiseti) 60 g
- Angelikawurzel (Radix Angelicae archangelicae) 20 g
- Mistel (Herba Visci ramulus) 30 g
- Ockergelber Hohlzahn (Herba Galeopsidis) 20 g
- Olive (Folium Olivae) 15 g
- Passionsblüten (Herba Passiflorae) 30 g
- Pfingstrosenwurzel (Radix Paeoniae albae) 20 g
- Rose (Flos Rosae) 40 g
- Schafgarbe (Herba Millefolii) 40 g
- Weißdornblüten (Flos Crataegi) 50 g

Davon 4-5 EL pro Tag

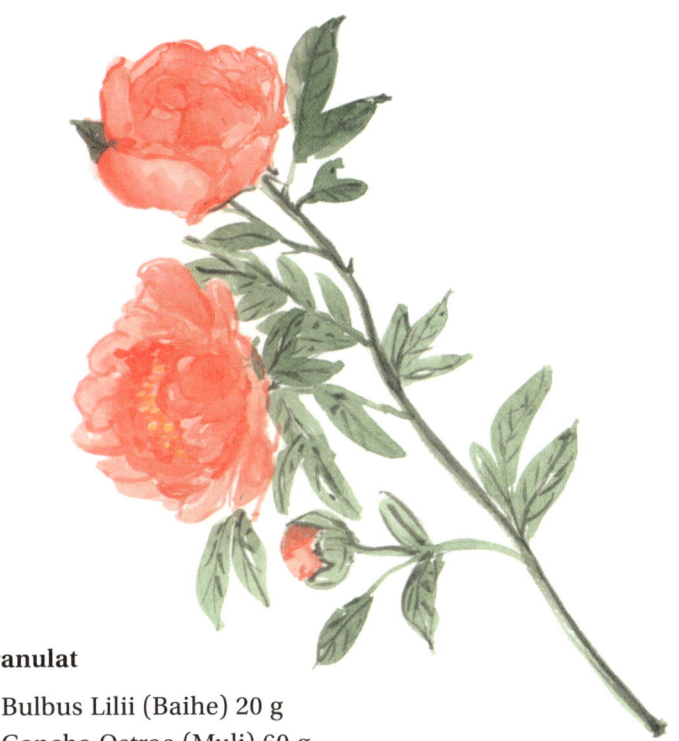

Granulat

- Bulbus Lilii (Baihe) 20 g
- Concha Ostrae (Muli) 60 g
- Cortex Eucommiae (Duzhong) 25 g
- Fructus Hordei germinativus (Maiya) 10 g
- Fructus Lycii (Gouqizi) 20 g
- Gummi Olibanum (Ruxiang) 15 g
- Herba Menthae (Bohe) 20 g
- Myrrha (Moyao) 15 g
- Pericarpium Citri reticulatae (Chenpi) 30 g
- Radix Astragali (Huangqi) 80 g
- Radix Dipsaci (Xuduan) 20 g
- Radix Polygoni multiflori (Heshouwu) 20 g

Davon 3 x 3 Gramm pro Tag

Zusätzlich »pilgerte« ich zu einem Physiotherapeuten, bat einen befreundeten, ganz hervorragenden Shiatsu-Praktiker um zwei Termine, die mir wunderbar guttaten, und machte eine hochgradig effiziente Osteopathin ausfindig, die wahre Wunder vollbrachte. Das erfreuliche Ergebnis war eine zunehmende Besserung meines Befindens. In der TCM geht man davon aus, dass Krankheitsbilder multifaktorielle Ursachen haben. Dazu zählen neben der Konstitution, dem Geschlecht und dem Alter auch die Ernährung, ein Zuviel oder Zuwenig an Bewegung sowie diverse Emotionen und klimatische Faktoren. Dieses Konzept ermöglicht dementsprechend auch einen multifaktoriellen Therapieansatz. Bei mir selbst kamen also Ernährung, Verhalten, Phytotherapie und äußere Therapien wie Shiatsu und Osteopathie zur Anwendung. Was dann am Ende wirklich geholfen hat, ist natürlich schwer festzustellen. Aber für wen ist es wichtig herauszufinden, warum es ihm wieder besser geht? Ich jedenfalls war nach meinem Radsturz nur eines – dankbar und froh über meine Regeneration.

Ein »vollendeter« Arzt oder Therapeut
gibt den Patienten Gelegenheit,
sich selbst wahrzunehmen und zu entfalten.

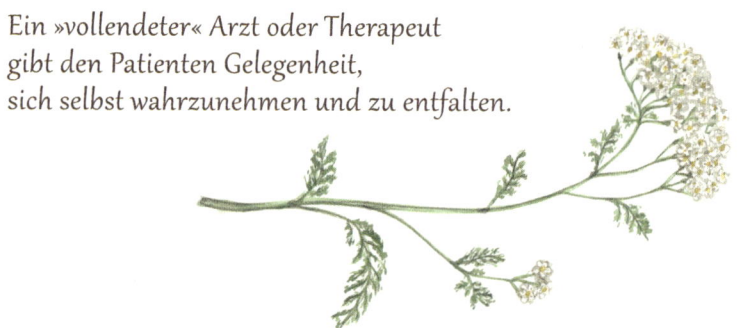

Ein weißer Schal im Kloster des Dalai Lama

Ich habe meine Kindheit und Jugend im Wasser verbracht. Genauer gesagt, in Hallen- und Freibädern, in denen wir täglich zwei Stunden trainiert haben. Manchmal waren es auch zwei Mal zwei Stunden. Ich habe es geliebt und schwimme eigentlich noch immer am liebsten täglich, wenn auch weniger lang. Man »schwebt« mit minimalem Aufwand durch das Wasser, ist nahezu schwerelos und hört fast nichts. Eingehüllt von diesem Element kommt man relativ leicht in einen tranceähnlichen Zustand. Später kam Langstreckenlauf dazu. Die fast unendliche Wiederholung der gleichen Bewegung, Schritt für Schritt für Schritt. Wieder ein »Schweben« durch die Salzburger Natur, wo damals meine Laufstrecken neben Flüssen, durch Wälder, am Fuße von hohen Bergen verliefen. Im Idealfall schwamm und lief ich komplett ohne zu denken. Ich wurde geschwommen oder gelaufen, abseits von jeglichem willentlichen Dazutun. Manches Mal – dies war der ersehnte Idealfall – lief die Zeit, ohne dass ich es bemerkte. Ich schaute nach ein bis zwei Stunden zum ersten Mal auf die Uhr und war überrascht und gleichzeitig dankbar, dass die Zeit »wie im Fluge« vergangen war. Auch wenn ich damals nichts von Meditation wusste, erwies sich dies doch als überaus gelungene Vorbereitung für spätere Meditationen.

Eines Tages, während eines einwöchigen Schwimm-Trainingslagers, hatte einer unserer Trainer die glorreiche Idee, ein autogenes Training mit uns durchzuführen. Der Einfall war hervorragend, nur das Ergebnis war so nicht beabsichtigt gewesen: Der Großteil von uns begann ganz entspannt zu schlafen und musste am Ende des autogenen Trainings wieder geweckt werden. Zirka ein Jahrzehnt später kam Meditation wirklich in mein Leben. Mein

TCM-Lehrer Claude Diolosa stellte uns diverse Meditationsmethoden des tibetischen Buddhismus vor. Am liebsten praktizierte ich in den nächsten Jahren das sogenannte »ruhige Verweilen«, auch bekannt unter »Shamatha«-Meditation. Hierbei lässt man seinen Geist vollkommen zur Ruhe kommen. Geräusche, Körperwahrnehmungen, aber auch Gedanken werden zwar wahrgenommen, jedoch nicht bewertet. Nichts wird festgehalten, alles darf weiterziehen. Tibetisch wird das »ruhige Verweilen« als ཞི་གནས, *gzhi gnas* bezeichnet. Diese Praxis kann fast überall geübt werden, im Kaffeehaus in Zürich, im Zug nach Wien oder auf dem Flughafen in Delhi. Ich liebte es, dieses »ruhige Verweilen« regelmäßig zu praktizieren. Nie allzu lange, aber immer wieder. Ich konnte es gut in meinen Tagesablauf integrieren und musste mich niemals wirklich bemühen.

Dies änderte sich im Jahr 2006. Immer schon war mein Körper zart gewesen. Bereits im Alter von elf Jahren hatte man an der Universitätsklinik in Innsbruck bei mir eine reduzierte Knochendichte festgestellt. Nun, im Alter von 33 Jahren, bot sich die Gelegenheit, in einem der großen Wiener Krankenhäuser eine Knochenbiopsie durchführen zu lassen, um mögliche Ursachen dieser Osteopenie ausfindig zu machen. Diese Biopsie sollte aus meinem Beckenkamm entnommen werden. Ich fuhr also wie immer mit meinem Fahrrad an dem ausgemachten Termin in das Krankenhaus und ließ die Knochenbiopsie von einem sehr netten Primar, unterstützt von zwei jungen Oberärztinnen, durchführen. Für diesen kleinen Eingriff, ich kann mich noch genau an das quietschende Geräusch während der Probenentnahme erinnern, sollte ich einerseits keine Schmerzen haben, andererseits aber bei Bewusstsein bleiben, um mich bei der Untersuchung gut hinlegen zu können. Mit anderen Worten: Ich bekam ein scheinbar nicht allzu niedrig dosiertes Morphiumpräparat verabreicht. Was drauf folgte, war ein richtiger Höhenflug. Alles erschien mir wie durch eine rosa Sonnenbrille, mein Geist war wie eingehüllt in Watte, tiefentspannt und voller Liebe. So auch mein Körper. Ich lag in dem frischen Krankenhausbett mit herrlich weichen, weißen Decken und Pölstern und fühlte mich schlichtweg hervorragend. Als der Primar nach einiger Zeit vorbeischaute, hatte ich eigentlich den Plan, mich zu bedanken, zu verabschieden und mit meinem Rad wieder nach Hause zu fahren. Er empfahl mir jedoch, eine Nacht im Krankenhaus zu bleiben. Wie recht er hatte! Nach wenigen Stunden ließ die Wirkung des Morphiumpräparates nach. Gleichzeitig nahmen körperliche Schmerzen an der Stelle der Probenentnahme zu und mein Geist wurde zunehmender dunkler. Die Leichtigkeit und Schönheit waren verschwunden.

Leider war von diesem Augenblick an auch das von mir so geschätzte »ruhige Verweilen« nicht mehr möglich. Ich konnte noch Visualisierungen durchführen, Wunschgebete sprechen, Niederwerfungen vollziehen und dergleichen, aber die mir liebgewonnene Praxis des »ruhigen Verweilens« war einfach undurchführbar. Eine durchaus schmerzhafte Erfahrung. Kurz darauf war mein Flug nach Indien gebucht. In Dharamsala angekommen versuchte ich, eine gute Lösung für diese unangenehme Situation zu finden. Meine tibetischen Ärzte konnten nicht wirklich weiterhelfen. Ich hatte das Gefühl, Hilfe von einer anderen Ebene zu benötigen. Mein tibetischer Sprachlehrer Thupten riet mir, eine in der Nähe lebende Orakel-Frau aufzusuchen, um mir ein »Mo« machen zu lassen. »Mo« ist ein tibetisches Orakelsystem, welches sehr gerne für diverse Weissagungen konsultiert wird. Wie Thupten es empfohlen hatte, machte ich den Wohnort von Kalsang Lhamo, offizielles Medium für Lhamo Youdonma, ausfindig, fuhr mit dem Fahrrad hin und bat um einen Termin. Bald

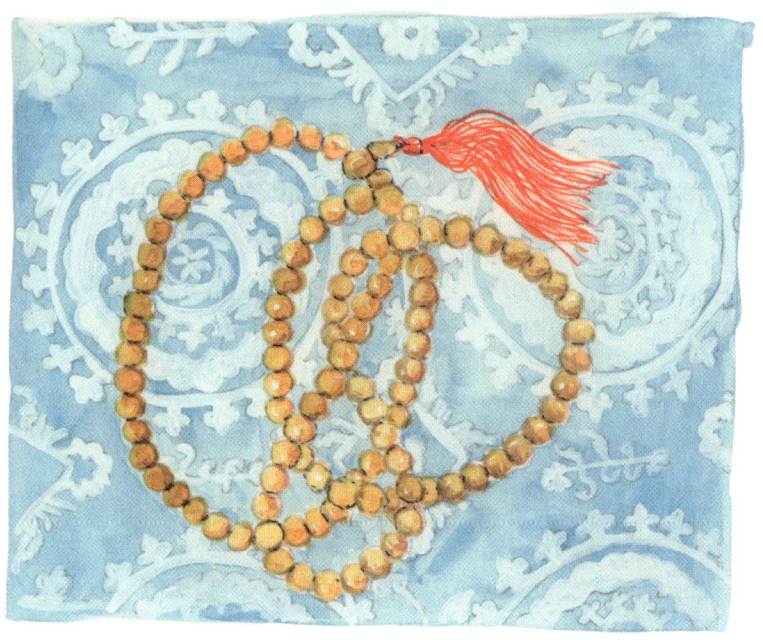

empfing mich Kalsang Lhamo, die genau so aussah, wie man sich eine ältere tibetische Orakel-Frau vorstellt. Auch wenn sie erst am 17.5.2017 verstarb, schien sie schon damals unendlich alt mit unzähligen tiefen Falten in ihrem Gesicht, aus dem mich zwei gütige, dunkle Augen anblickten. Was folgte, wirkte wie für einen Film inszeniert. Sie nahm eine tibetische Mala, eine Gebetskette mit 108 Perlen, von ihrem Hals, ergriff sie mit ihrer alten, zerfurchten linken Hand, blies darauf, schloss ihre Augen, murmelte einige tibetische Mantras vor sich hin, wartete einige Augenblicke, ergriff die Mala mit der anderen Hand, zählte einige Perlen ab und hob ihren Blick wieder in meine Richtung. Schließlich sagte sie mir ein paar Dinge, welche mir ohnehin bewusst waren, und ich machte mich wieder zurück auf den Heimweg.

Da sich an den folgenden Tagen wenig änderte, forschte ich weiter. Immer wieder fiel in Gesprächen mit meinen tibetischen Freunden und Bekannten der Name eines weiblichen Orakels, welches dem Dalai Lama dienen und als einzige Frau unter über einhundert Mönchen in dessen Kloster »Namgyal Monastery« leben sollte. Ihr Name sei Lhamo Tsering Chengya. Die meisten Tibeter bezeichneten sie als »Khandro la«, als »Dakini«. Eine Dakini (Sanskrit डाकिनी ḍākinī »Himmelstänzerin«; auch Khandro, tibetisch མཁའ་འགྲོ, *mkha' 'gro*) ist ein tantrisches Geistwesen des antiken Indiens und existiert als buddhistische Figur im tibetischen Buddhismus. Dakinis sind weibliche Wesen mit einem sehr wandelbaren, teils auch wilden Temperament, welche durch Ermutigung und Inspiration die spirituelle Praxis bereichern. Sie können als friedliche oder zornvolle Gestalten auftreten und überprüfen den spirituellen Fortschritt der Dharma-Praktizierenden.

Ich machte mich auf den Weg in das von mir sehr geschätzte Kloster und fragte den Verwalter, wo ich Lhamo Tsering Chengya finden könne. Der Verwalter und ich hatten uns in der Vergangenheit angefreundet, da ich regelmäßig in das »Namgyal Monastery« kam, um dort zu meditieren und an diversen »Teachings« teilzunehmen. Er wiederum suchte den Kontakt zu Menschen aus Europa, um möglicherweise eines Tages dorthin auswandern zu können. Abgesehen von den »Teachings« des Dalai Lama, zu denen oft mehrere tausend Menschen kamen, gab es auch jeden Samstag von einem ganz hervorragenden Geshe detaillierte Belehrungen über diverse Themen des Buddhismus in tibetischer Sprache, zu denen zahlreiche Nonnen und Mönche, aber auch Laien gleichsam pilgerten. Seine tiefgründigen und gleichzeitig humorvollen Ausführungen waren einfach brillant. Wir wenigen westlichen Zuhörer wurden gerne und mit großer Offenheit im Kreise der anwesenden Tibeter aufgenommen.

Der Verwalter des Klosters erklärte mir, wo Lhamo Tsering Chengya zu finden sei, und führte mich zu dem beschriebenen Ort. Dort fanden wir an ihrer Tür eine weiße Khata angebracht. Eine Khata ist ein traditioneller Begrüßungsschal, der in Tibet meist aus weißer Seide – als Symbol für das reine Herz des Überreichenden – angefertigt wird. Khatas stehen für Glück, Wohlwollen und Mitgefühl. In diesem Fall diente die Khata jedoch als Hinweis dafür, dass Lhamo Tsering Chengya sich in einem Retreat befand und somit nicht gestört werden sollte. Ich erkundigte mich, wie lange »Khandro la« beabsichtigte, im Retreat zu bleiben. Da dies niemand wusste, pilgerte ich in den kommenden Tagen und Wochen immer gegen die Mittagszeit in das »Namgyal Monastery«, doch stetig war die weiße Khata an ihrer Tür zu finden. Nach meiner so gut wie täglichen Runde im Kloster setzte ich mich damals sehr gerne in eines der kleinen Kaffeehäuser gegenüber dem Haupteingang. In einem dieser gemütlichen Lokale gab es eine neue, angeblich italienische Espressomaschine. Der

Kaffee schmeckte auf jeden Fall überaus köstlich und so wurde es ein liebgewonnenes Ritual, nach meinem Kloster-Besuch dort eine Tasse zu trinken, mitgebrachte Schokolade zu naschen und eine der tibetischen Zeitungen zu lesen oder die vorhergegangenen, aufgenommenen Unterrichtsstunden meines Lehrers der Tibetischen Medizin, Wangdue, noch einmal anzuhören. Es war ein Genuss!

Eines Tages beschloss ich, »absichtslos« meine Radtour inklusive der 400 Höhenmeter von meiner Bleibe im Gadhong-Kloster in Gangchen Kyishong nach Dharamsala zu absolvieren und gleich mein entspanntes Kaffeehaus-Ritual anzuschließen, ohne wieder erfolglos bei Lhamo Tsering Chengya vorbeizuschauen. Danach machte ich mich, dieses Mal wirklich ohne spezielle Erwartungshaltung, in das gegenüberliegende »Namgyal Monastery« auf. Und siehe da: Die Khata an ihrer Tür war verschwunden. Man durfte demnach eintreten. Doch ich traute mich nicht. Ich ging in das Büro des Verwalters des Klosters, glücklicherweise war er anwesend, und schilderte ihm meine Situation. Er war so nett, mich zu »Khandro la« zu begleiten. Jetzt war der große Moment gekommen. Er klopfte an die grünbemalte Türe, wir hörten Schritte und es wurde geöffnet. Doch nicht das erwartete weibliche Orakel stand vor uns, sondern der Mönch Tenzin Dakpa. Dieser kümmerte sich um sämtliche »weltlichen« Angelegenheiten der »Khandro la«: Er ging für sie einkaufen, empfing Besucher oder nahm Telefonate entgegen. Er sagte, dass ich gerne eintreten könne, da mich Lhamo Tsering Chengya in wenigen Minuten empfangen würde. Also marschierte ich, nun ohne die Unterstützung des Verwalters, in die privaten Räumlichkeiten von »Khandro la«. Der Raum, den ich zu sehen bekam, war für tibetische Verhältnisse ungewöhnlich weiträumig und perfekt aufgeräumt. An der Wand hingen einige

Thangkas, tibetische Rollbilder, mit Abbildungen der grünen Tara. Tenzin Dakpa zeigte mir einen Platz, an dem ich auf das berühmte Orakel warten sollte. Da ich sie noch nie zuvor gesehen hatte und auch kein Foto von ihr kannte, war sie in meiner Vorstellung wie auch das zuvor besuchte Medium Lhamo Youdonma nahezu uralt mit einem zerfurchten Gesicht und leicht zitternden Händen. Und natürlich als Nonne gekleidet. Als Lhamo Tsering Chengya nach kurzer Zeit eintrat, war ich vollkommen überrascht. Keine an Jahren gereifte Damen stand vor mir, vielmehr eine hochgradig fitte, jung wirkende Frau mit unendlich langen, dichten schwarzen Haaren und einem überaus gesunden, strahlenden Teint. Sie trug anstelle einer Nonnenrobe eine gelb-grüne Chupa, eine tibetische Tracht, und beobachtete mich aufmerksam. Tenzin Dakpa, der Mönch, gesellte sich zu uns, um bei Bedarf als Übersetzer behilflich zu sein.

Ich erzählte meine Geschichte inklusive der mir abhandengekommenen Praxis des »ruhigen Verweilens« und »Khandro la« hörte sich alles in Ruhe an. Sie hatte schon von mir gehört, dem jungen westlichen Arzt, der in enger Zusammenarbeit mit dem Men-Tsee-Khang (Institut für Tibetische Medizin und Astrologie) einen Text übersetzte.

Höchstwahrscheinlich hatte sie von mir durch Dr. Dawa erfahren, den Direktor des Men-Tsee-Khang in den Jahren 2004 bis 2010, der mir in vielen Belangen hilfreich zur Seite stand. Er hatte mir neben der großartigen Unterstützung für das *rgyud bzhi*-Übersetzungsprojekt sogar einen Gasherd und Töpfe zum Kochen angeboten. Dr. Dawa war als einer von vier persönlichen Ärzten des Dalai Lama tätig und betreute auch regelmäßig »Khandro la« in medizinischen Belangen. Ich erinnere mich gerne an folgende Begebenheit mit Dr. Dawa: Er wurde im Jahr 2006 in das Institut für Südasien-, Tibet- und Buddhismuskunde (ISTB) an der

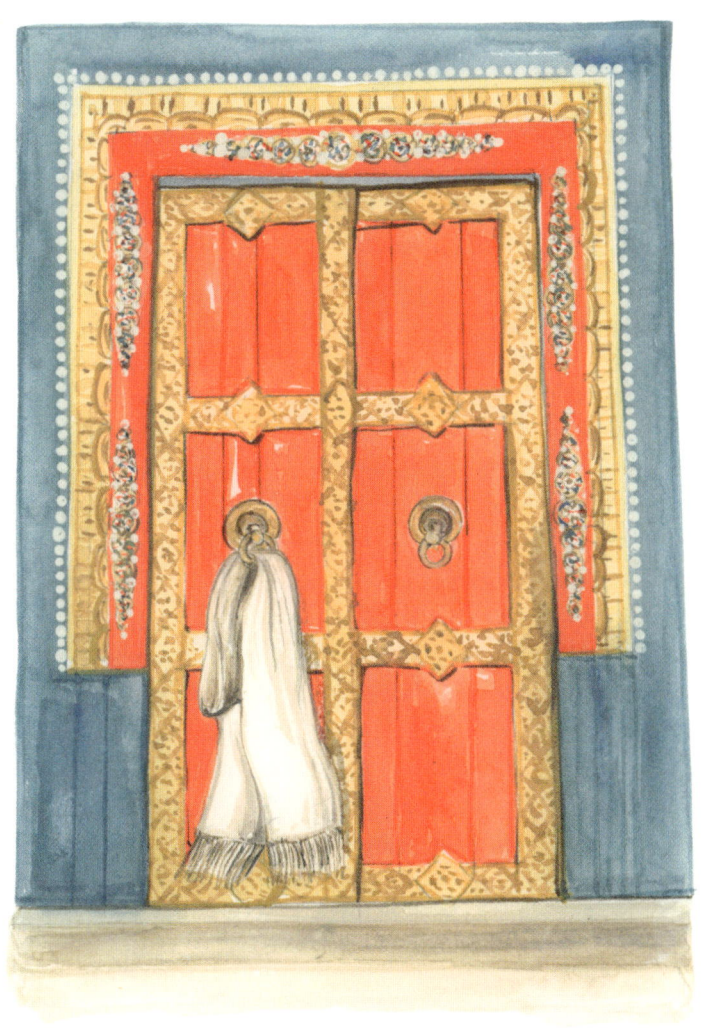

Universität Wien eingeladen. Nach seiner Vorlesung gingen wir gemeinsam mit dem Institutsleiter in ein asiatisches Restaurant. Ich saß neben Dr. Dawa und übersetzte ihm die Speisekarte. Als ich ihn fragte, was er essen wolle, sagte er: »Sie kennen mich gut, bitte bestellen Sie für mich.« Das war für mich eine sehr persönliche, berührende Aussage von diesem großen Arzt. Diese vertraute Beziehung ist wohl im Verlauf des Übersetzungsprozesses und der zahlreichen gemeinsamen Treffen entstanden.

Doch zurück zu »Khandro la«. Nach meinem ausführlichen Bericht lud sie mich zu Beginn ein, ihr eine Kräutermedizin zu verschreiben. Dies war natürlich eine überaus große Ehre für mich. Sie berichtete von ihrem vergangenen Retreat, dass sie sich wie so viele Tibeter in dieser Zeit des Monsuns verkühlt hätte und noch etwas geschwächt sei. Die Idee war sicherlich von ihr durchdacht und beabsichtigt, weil sie mir damit ein unermessliches Geschenk machte. Sie bot mir an, zur Diagnosefindung ihren Puls zu tasten, und ich kam dem natürlich sehr gerne nach. Dazu muss erwähnt werden, dass der Tastende bei der Pulsdiagnose unverfälscht den Zustand seines Gegenübers wahrnimmt. Er darf sozusagen ohne Filter direkt an dessen körperlichem, aber auch geistigem Zustand Anteil nehmen. Noch nie zuvor hatte ich bei einer derart erfahrenen Praktizierenden den Puls tasten dürfen. Der tibetischen Tradition nach inkarniert Lhamo Tsering Chengya immer wieder zum Schutze und zum Wohle des Dalai Lama und der Tibeter. Mehr als zehn Inkarnationen einer Lhamo Tsering Chengya waren der mir nun gegenübersitzenden »Khandro la« vorausgegangen. Sie alle hatten niemals geheiratet, keine Kinder geboren, sondern ausschließlich als Orakel beziehungsweise Trancemedium gedient. Ihren Puls zu tasten, war eine unvergessliche Erfahrung. Noch heute spüre ich in der Erinnerung den Puls unter meinen Fingerkuppen und kann die bei mir hervorgerufene Empfindung abrufen. Ihr Puls war kräftig, gleitend und langsam. In der Tibetischen Medizin wird ein solcher Puls als Bodhisattva-Puls bezeichnet. So fühlte sich also der Puls einer mitfühlenden, freudvollen, liebevollen und gleichzeitig gleichmütigen Praktizierenden an. Auch wenn von dem Rest einer Verkühlung nichts zu finden war, so ließ ich ihr doch ihrer Konstitution entsprechend ein TCM-Granulat über eine der österreichischen Apotheken zukommen.

»Khandro la« lud mich ein, am nächsten Tag zum Zeitpunkt des Sonnenaufganges wieder zu ihr zu kommen, um zu dieser idealen Tageszeit gemeinsam zu meditieren. Dazu erklärte sie mit ruhiger, klarer Stimme: Wie ein guter Arzt vor dem Zusammenstellen einer an den Patienten angepassten Therapie zuerst eine Diagnose erstelle, so solle auch ein Meditierender zuerst analysieren, wo sein Gegenüber in seiner spirituellen Praxis stehe, um danach individuelle Meditationsempfehlungen geben zu können. Was für den einen Menschen gut sei, schade möglicherweise einem anderen. Sie führte weiter aus, dass es für jeden der sieben Milliarden Menschen wahrscheinlich eine eigene ideale Praxis gebe. Gesagt, getan. Mit großer Vorfreude fuhr ich am nächsten frühen Morgen wieder mit meinem Fahrrad zu Lhamo Tsering Chengya und klopfte an ihrer Tür. Dieses Mal empfing sie mich persönlich. Im Unterschied zum Vortag trug »Khandro la« nun eine typische Nonnenrobe. Tenzin Dakpa, der hilfreiche Mönch, war an diesem Tag nicht zu sehen. In ihrem Zimmer nahmen wir in gemütlicher Haltung Platz und meditierten wortlos miteinander. Was danach folgte, war eine vierzigminütige Dharma- oder Meditationsbelehrung. Schon einige Male hatte ich derartige Belehrungen bekommen, aber noch nie mit einer solchen Klarheit und gleichzeitig unendlichen Güte in wunderbar verständlichem Tibetisch vorgetragen. Einiges war mir vertraut und dennoch berührten ihre Worte mein Herz zutiefst. Es war eine reine Segensübertragung, die mir geschenkt wurde. Sie sprach unter anderem von dem Prinzip von Ursache und Wirkung, von den sechs Vollkommenheiten, die es zu entwickeln gelte, und darüber, wie wichtig es sei, Mitgefühl mit allen fühlenden Wesen zu empfinden. Mein Geist sog all ihre Belehrungen wie kostbaren Nektar auf. Am Schluss gab sie mir noch ihre Telefonnummer und meinte, ich könne sie jederzeit besuchen oder von Europa aus anrufen. Es war herrlich. Ich fühlte mich wunderbar wohl und angekommen.

Eine weitere Woche verbrachte ich noch in Dharamsala. Dann war der Zeitpunkt der Rückreise gekommen, da ja Anfang Oktober wieder der Universitätsbetrieb in Österreich begann. In Wien zurück fühlte ich mich durch die Begegnung mit Lhamo Tsering Chengya reich beschenkt und genährt, auch wenn das »ruhige Verweilen« noch immer nicht möglich war. So beschloss ich nach einer Woche in Österreich, mit meinem Fahrrad zu der Lourdesgrotte im Wienerwald zu pilgern. Diese war von meiner Wohnung im Zentrum Wiens der Donau entlang über Klosterneuburg in weniger als zwei Stunden zu erreichen. Die Lourdesgrotte im Wienerwald ist eine Nachbildung der Mariengrotte von Lourdes in Frankreich. Sie befindet sich am Ortsrand des niederösterreichischen Wallfahrtsortes Maria Gugging und ist die größte Wallfahrtsstätte der Erzdiözese Wien. Ein wunderbarer Ort inmitten der Natur! Gerne kam ich ab und zu hierher, um eine Kerze anzuzünden, ein Gebet zu sprechen und einige Schlucke des mit Heilkraft versehenen Wassers aus einer kleinen Quelle im Felsen zu trinken.

Auch dieses Mal betrat ich die kleine Grotte inmitten der hohen Felsenwand, auf der oben stattliche, alte Bäume wachsen, entzündete eine Kerze, sprach ein Gebet, hielt inne und ging wieder hinaus. Genau in dem Moment, als ich die Höhle verließ, machte es einen lauten Knall. Ich dachte, möglicherweise sei ein Stück Holz von oben herab vor meine Füße gefallen, sah aber zu meiner Verwunderung eine große, dunkle Schlange, welche sich mit schlängelnden Bewegungen in Richtung Wald davonmachte. Noch nie zuvor und auch nicht danach habe ich eine derart majestätische Schlange in freier Wildbahn gesehen. Als ich wieder aufblickte, hatte ich zu meinem Erstaunen das Gefühl und auch die Gewissheit, dass das »ruhige Verweilen« wieder möglich sei. Und wirklich! Ich setze mich umgehend in die Kapelle am Gelände der Lourdesgrotte, schloss die Augen und konnte mich dem »ruhigen Verweilen« wieder hingeben.

Ein »vollendeter« Arzt oder Therapeut
optimiert seine intuitiven Fähigkeiten
in Zeiten der stillen Zurückgezogenheit

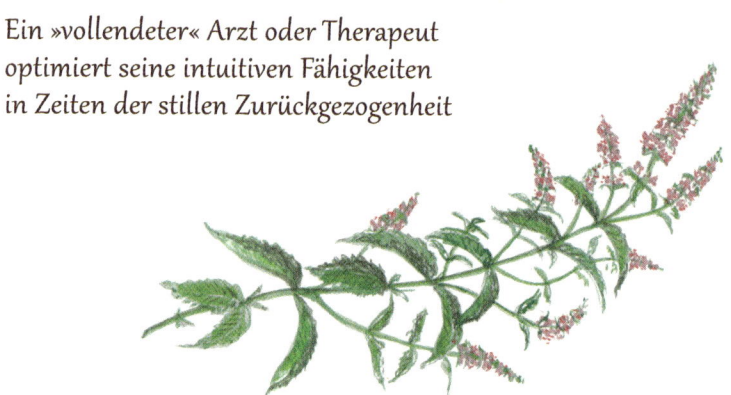

Unter weisen Bäumen

Es gibt unterschiedliche Methoden, Weisheit anzusammeln. Beispielsweise durch das Lesen kluger Bücher. Oder durch Gespräche mit Menschen, die durch intensive Erfahrungen gegangen und dadurch gewachsen sind, wie den Tod einer nahestehenden Person oder einen 200-Kilometerlauf. Die kluge Schweizer Nonne Juliane Juchli, sie war im Bereich der Sterbebegleitung tätig, sagte: »Die Spiritualität wächst durch die Erfahrung, die wir zulassen.« Sogar ungeplante, »zufällige« Begegnungen mit liebevollen, freudvollen Menschen im Zug oder beim Bäcker um die Ecke können uns bereichern.

So war ich vor einiger Zeit vom »Schmerz- und Palliativzentrum Leer« in Ostfriesland zu einem Vortrag und anschließender Podiumsdiskussion über das Thema »Krankheit und Sterben aus Sicht der Tibetischen Medizin« eingeladen. Ich reiste – wie so oft – mit dem Zug hin und auch wieder zurück, hatte also ausreichend Zeit, um aus dem Fenster zu blicken, gemütlich zu lesen und mich zu entspannen. Auf der Rückreise saß mir gegenüber einige Stunden lang ein älteres Ehepaar, beide sicherlich über 80 Jahre alt. Sie gingen wunderbar respektvoll miteinander um. Als die Frau sich auf ihrem Handy eine Dokumentation über Kirchen ansah, die sie sehr faszinierte, berichtete sie ihrem Mann begeistert davon, um das Erlebnis zu teilen. Sie gab ihm einen der beiden Kopfhörer, beide saßen glücklich in diesem Zug nebeneinander und genossen das gemeinsame Betrachten der Dokumentation. Wie schön, den liebevollen Umgang des betagten Ehepaars beobachten zu dürfen!

Manches Mal kann man auch durch das Zuhören bei bedeutenden Lehrern geistig reifen. Letztlich glaube ich jedoch, dass die eigene Erfahrung, also das gelebte Leben, der beste Lehrmeister ist. In dieser kurzen Geschichte möchte ich über ein tiefgründiges »Teaching« erzählen, welches mir einige Kärntner Bäume zukommen ließen.

Es war im Juni des Jahres 2015. Anlässlich der »Internationalen Heilkräutertage 2015« war ich in das Bildungshaus Schloss Krastowitz bei Klagenfurt gereist, um dort einen Vortrag zu halten. Die Anreise mit Zug und Fahrrad in der warmen Frühsommersonne war ein Genuss. Zu den »Heilkräutertagen« kamen interessante Vortragende wie zum Beispiel der von mir sehr geschätzte deutschamerikanische Kulturanthropologe, Ethnobotaniker und Buchautor Dr. Wolf-Dieter Storl oder der spannende Ethnopharmakologe, Experte für Schamanismus, psychoaktive Pflanzen und Räucherstoffe Dr. Christian Rätsch. Weit mehr als einhundert pflanzenliebende Menschen hatten sich zu den »Heilkräutertagen« eingefunden, um den Vorträgen zu lauschen, bei Kräuterwanderungen mitzumachen, sich gegenseitig über Pflanzen auszutauschen oder sich am Abend an der hervorragenden Live-Musik zu erfreuen.

Mein Vortrag war am zweiten Tag nach einer Mittagspause angesetzt. Die Sonne schien und es war lauschig warm. Da ich vor meinen eigenen Vorträgen gerne allein bin und in die Stille gehe, schnappte ich zur Zeit des Mittagessens mein Fahrrad und machte mich auf in Richtung Wörthersee. Es war herrlich. Nach 45 Minuten, inklusive einer Fahrt quer durch Klagenfurt am Lindwurm vorbei, kam ich am Ufer des Sees an, setzte meine Schwimmbrille auf und sprang in das erfrischende Nass. Das Wasser war wunderbar warm und von oben schien die Sonne auf mich herab. Wohlbefinden pur!

Ich setzte mich danach auf mein Fahrrad und fuhr zurück in Richtung Schloss Krastowitz. Dort angekommen hatte ich noch eine

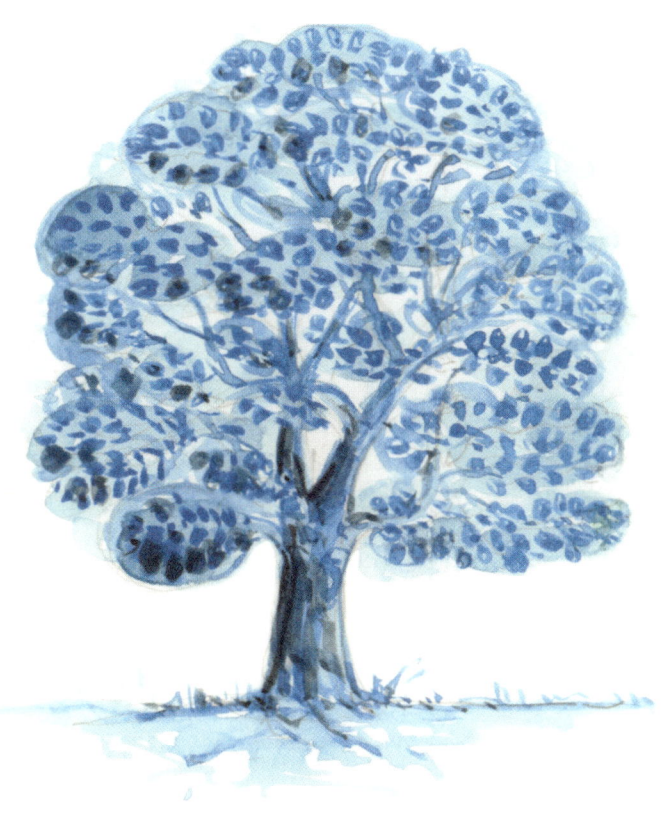

halbe Stunde Zeit bis zum Beginn des Vortrages. Ich suchte mir ein ruhiges Plätzchen zum Verweilen, welches sehr rasch gefunden war. In der unmittelbaren Umgebung des Bildungshauses gibt es einen wunderschönen, parkartigen Garten mit zahlreichen ehrwürdigen Bäumen: uralte Ahornbäume, majestätische Walnussbäume, wundervolle Birken, Buchen, Linden, Eichen und dergleichen mehr. Sie stehen teilweise schon seit mehreren Jahrhunderten dort. Haben viel gesehen und einiges erlebt. Unter einem dieser knorrigen Baumriesen nahm ich Platz. Die Bäume standen da, fest verwurzelt in der Erde, die Äste mit den saftigen grünen Blättern in Richtung Himmel emporgestreckt. Dort sitzend spürte ich ihre Kraft und gleichzeitig ihren Gleichmut. Menschen wie ich kamen, verharrten im Laufe der Jahre oder gar Jahrhunderte unter ihren schattigen Blättern und gingen nach einiger Zeit wieder weiter. Einige mögen aufgeregt gewesen sein, andere verwirrt, manche wiederum glücklich. Und die Bäume, sie blieben. Sie nahmen wahr, ohne zu bewerten. Wer auch immer unter ihnen saß, sie blieben ruhig, flexibel und kraftvoll. All dies ließen sie mich an jenem Frühsommertag wissen.

Ein »vollendeter« Arzt oder Therapeut
ist jeden Tag in der gleichen emotionalen Verfassung.

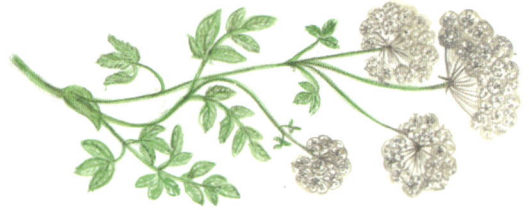

Köstlicher Brokkoli

Laut chinesischer Astrologie bin ich ein Wasser-Büffel. Dies sind genügsame Tiere, die nicht sehr schnell oder gar flexibel sind. Dafür sind sie ausdauernd und beständig. Tausende Male können sie die gleiche Tätigkeit ausüben und glücklich dabei sein. Und dennoch: Ich liebe es zu reisen. Liebe es, an noch nie zuvor besuchten Plätzen zu sein, ohne zu wissen, was mich hinter der nächsten Ecke erwartet. Klimaanlagen in Flugzeugen wiederum gehören nicht wirklich zu meinen Lieblingsobjekten. Dass selbige manchmal nicht das einzige Hindernis sind, zeigt dieser abenteuerliche Reisebericht.

Professor Jingcheng Dong von der Fudan University in Shanghai hatte mich zu einem Kongress eingeladen. Dieser Kongress mit dem etwas sperrigen Titel »The 5th International Academic Conference on Comparison of Traditional and Modern Medicine« sollte in Xingyi 兴义 (xīng yì) in der Provinz Guizhou im Südwesten Chinas vom 25. bis zum 28. August 2016 stattfinden. Ich hatte Prof. Dong im Jahr zuvor in Xining bei einer Konferenz kennengelernt. Da die Tibetische Medizin im offiziellen China als Teil der verschiedenen Zweige der Chinesischen Medizin angesehen wird, wurde ich in den letzten Jahren immer wieder nach China eingeladen, um über meine Übersetzungstätigkeit an den »Vier Tantras der Tibetischen Medizin« zu berichten. So auch in diesem Sommer. Im August war ich noch in Dharamsala in Nordindien gewesen, um dort mit der Hilfe zahlreicher Tibeter an meiner Übersetzung weiterarbeiten zu können. Also buchte ich einen Flug von Delhi über Shanghai nach Xingyi. Abflugzeit in Delhi war am 24. August um 2.55 in der Nacht. Sämtliche

Reisekosten wurden großzügigerweise von der Fudan University in Shanghai übernommen.

Schon sehr oft war ich von Dharamsala nach Delhi gereist. Beim ersten Mal im Jahr 1997 mit dem Bus um 400 Rupies, damals umgerechnet etwa acht Euro, danach mit dem Taxi oder gerne mit einem Inlandsflug. Der Flughafen in Kangra in der Nähe von Dharamsala am Fuße der Ausläufer des Himalayas ist wunderschön gelegen mit einem atemberaubenden Blick auf die hohen, schneebedeckten Berge und wurde in den letzten Jahren zu einem Geheimtipp für Reisende von und nach Dharamsala. Egal ob Journalisten, politische Delegationen, religiöse Würdenträger, Wissenschaftler am Weg zu »Mind and Life«-Konferenzen, buddhistische Mönche, Pilger oder Menschen, die den Dalai Lama in seinem Wohnsitz im Exil treffen wollen, sie alle wählen gerne diesen angenehmen Flug, welcher nur eine gute Stunde dauert. Ich hatte viele hochgradig interessante »zufällige« Begegnungen auf diesen Flügen von Dharamsala nach Delhi und zurück. Eine davon ist mir besonders in Erinnerung geblieben. Es muss 2008 oder 2009 gewesen sein. Damals gab es in Delhi zwei große Flughäfen, einen internationalen und einen nationalen. Von Wien aus am internationalen Flughafen gelandet, war ich mit einem Taxi oder Bus zum Inlandsflughafen gereist. Dort hatte ich einige wenige Stunden Aufenthalt, setzte mich also in eine Ecke und hörte mir tibetische Vorträge des Dalai Lama auf meinem tragbaren CD-Player an. Damals waren sicherlich 99 Prozent der Passagiere auf diesem Flughafen aus Indien. Ab und zu schlenderte ein Europäer an mir vorüber. An diesem speziellen Tag ging plötzlich die jüngere Schwester des Dalai Lama namens Jetsun Pema, geboren 1940, an mir vorbei. Ich dachte mir: »Welch glücksverheißendes Zeichen!« Kaum war sie um die Ecke gebogen, tauchte vor mir ein weiterer Tibeter auf. Ich hatte ihn zuvor noch nie gesehen. Er wirkte in sich ruhend, wahrnehmend, liebevoll, entspannt. Selten zuvor hatte ich einen derart wunderschön anzusehenden Menschen gesehen. Sein Anblick berührte mich zutiefst. Nachdem auch er verschwunden war, blieb ich an meinem Platz sitzen, sein Bild vor meinem geistigen Auge. Welch schöne Qualitäten er ausstrahlte!

Als ich mich geraume Zeit später zum Gate meines Fluges aufmachte, standen Jetsun Pema und der mich so demütig machende Tibeter namens Thupten Jinpa genau vor mir in der Warteschlange, sodass wir ein ausführliches, herzliches Gespräch beginnen konnten. Die Schwester des Dalai Lama und der damals etwa fünfzigjährige Thupten Jinpa kannten sich gut, denn er war, wie sich herausstellte, schon seit zwei Jahrzehnten der offizielle Übersetzer des Dalai Lama, beispielsweise bei der Verleihung des Friedensnobelpreises im Dezember 1989 in Oslo. Ich hatte zahlreiche seiner brillanten Übersetzungen gehört, ihn aber noch nie persönlich gesehen. Nun stand ich neben ihm, plauderte mit ihm und bekam sogar einen Sitzplatz neben ihm zugewiesen. Dieser Flug war wahrlich ein Genuss. Sichtlich machte es auch Thupten Jinpa Freude, sich mit mir in tibetischer Sprache über diverse Details der Übersetzungstätigkeit im Bereich der Tibetischen Medizin auszutauschen und mir konstruktive Kritik und Anregungen zu geben. Beseelt und reichlich unterstützt verabschiedete ich mich nach dieser für mich so kostbaren Zeit bei unserer Landung in Kangra von ihm. Welch ein Geschenk derartige Begegnungen sind! Der bescheidene und kluge Thupten Jinpa hatte an diesem Tag wirklich mein Herz berührt.

Meine abenteuerliche Reise im Jahr 2016 fand im August statt. Da im Sommer wegen der Ende Juni beginnenden Monsun-Regenfälle regelmäßig Flüge ausfielen oder um ein, zwei Tage verschoben wurden, hatte ich mir dieses Mal ein Taxi von Dharamsala

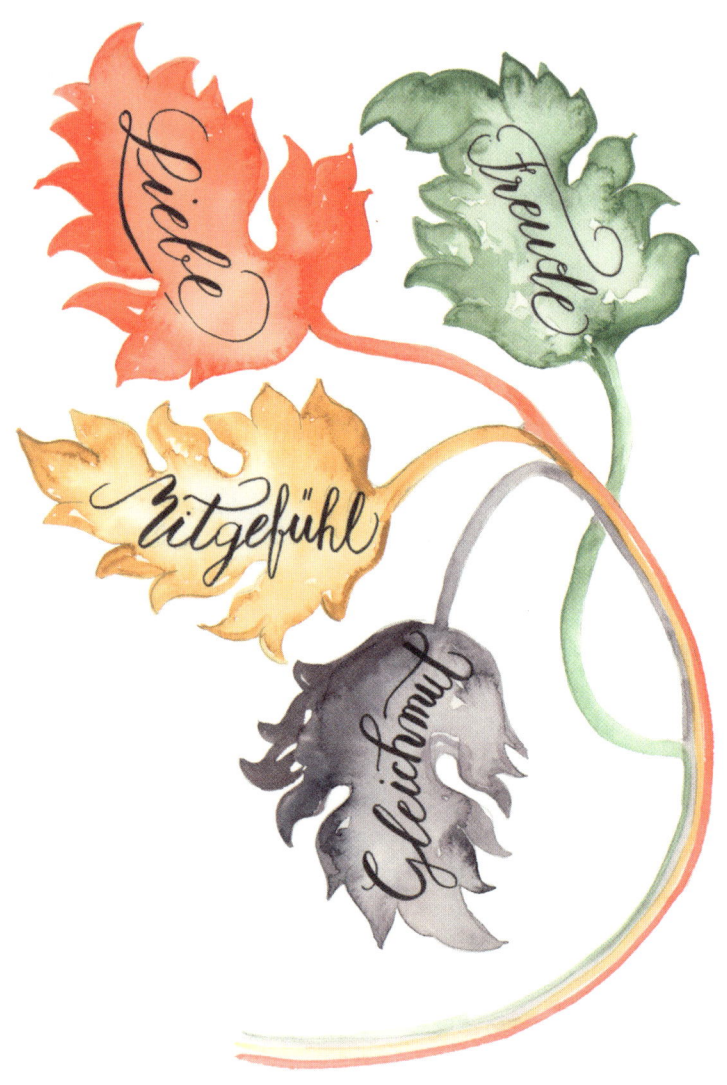

nach Delhi gebucht. Ich wollte ja den Flug nach Shanghai nicht versäumen. Zurückzulegende Entfernung: 408 Kilometer quer durch Nordindien. Fahrzeit: Zehn bis zwölf Stunden. Diese Strecke im Auto zu bewältigen, war durchaus spannend. Auf rumpelnden, staubigen Straßen führte die Route durch viele kleinen Dörfer und an unzähligen Feldern vorbei. Mit Glück konnte man den einen oder anderen Elefanten, aber auch zahlreiche Esel, Kühe und Wasserbüffel zu Gesicht bekommen. Hunderte Menschen waren von der Straße aus zu beobachten: Mit einer Blechdose glücklich spielende Kinder, Frauen in indischen Saris, die elegant und scheinbar mühelos Wasserkrüge auf ihrem Kopf trugen, Handwerker, die ihre Kostbarkeiten am Straßenrand anboten, und Männer oder manches Mal auch ganze Familien auf klapprigen, komplett überladenen, kleinen, dreckigen Motorrädern. Ab und zu lag eine heilige Kuh in aller Seelenruhe auf der Straße und brachte den Verkehr vollständig zum Erliegen. Wenn man in Delhi am Flughafen ankommt, steht dort »Welcome« und »Incredible India«. Wie wahr!

So erreichte ich dieses Mal Delhi nach einer elfstündigen Fahrt, wartete vier Stunden und bestieg meinen Flieger nach Shanghai. Langstrecken zu fliegen bedeutet für mich immer Freiheit und Aufbruch in ein neues Abenteuer. Außerdem mag ich diese Anonymität im Flugzeug, das Wissen, nicht erreichbar zu sein. Es befinden sich zwar weitere Passagiere mit an Bord, aber man kann die Zeit im Flugzeug gestalten, wie man möchte. Spannende Hollywoodfilme anschauen (wir haben zu Hause keinen Fernseher), schlafen, Schokolade essen, meditieren, Tibetisch lernen, nichts tun.

Das Reisebüro hatte mir bei der Buchung mitgeteilt, dass ich in Shanghai zu einem anderen Flughafen wechseln müsse. Da zwischen der Ankunft um 10.55 und dem Abflug um 15.00 genug Zeit vorhanden sei, solle dies gut möglich sein. Nach der Landung in Shanghai verließ ich also das Flugzeug, holte mein Gepäck ab, erkundigte mich nach dem Weg und folgte den Empfehlungen des Bodenpersonales. Mir wurde mitgeteilt, dass es zwei gute Möglichkeiten gebe, von dem einen zum anderen Flughafen zu gelangen: per von der Fluglinie extra für die Passagiere organisiertem Bus über eine Autobahn oder per Zug. Mir schien die Option mit dem Bus als die bessere, da sie erstens speziell für uns Reisende gedacht war und ich mir zweitens erhoffte, vom Bus aus einiges von dieser chinesischen Metropole sehen zu können. Ich fand den richtigen Bus, kletterte hinein und setzte mich auf einen Fensterplatz. Während im Flugzeug natürlich eine Klimaanlage arbeitete, gab es hier über den meisten Sitzplätzen Ventilatoren, die in dieser schwül-heißen Jahreszeit Abkühlung bringen sollten. Da ich diese Form von Luftzug nicht gut vertrage, wählte ich einen Platz möglichst weit entfernt von der nächsten Windmaschine. Es ging los, ich blickte interessiert aus dem Fenster. Nach einiger Zeit bog der Bus auf eine Art Autobahn ab und wurde immer langsamer. Wir waren mitten in einem Stau gelandet. Manches Mal fuhren wir im Schritttempo, manches Mal hielten wir komplett an. Der Blick auf die Uhr verriet nichts allzu Gutes. Immer öfter blickte ich auf die Zeitangabe auf meinem Handy, immer schneller vergingen die Minuten. Mir wurde zunehmend klar, dass ich mit relativ großer Sicherheit meinen Flieger nach Xingyi zu der Konferenz von Prof. Jingcheng Dong versäumen würde. Ich saß jedoch im Stau fest und konnte nichts tun außer meine Uhr fixieren. Mein Ruhepuls hatte sich längst beschleunigt. So musste sich ein eingefangenes wildes Tier in einem Käfig fühlen, das allzu gerne flüchten möchte, aber keine Möglichkeit dazu findet. Im Schneckentempo näherten wir uns dem Flughafen. Als wir dort ankamen, war es 30 Minuten vor der

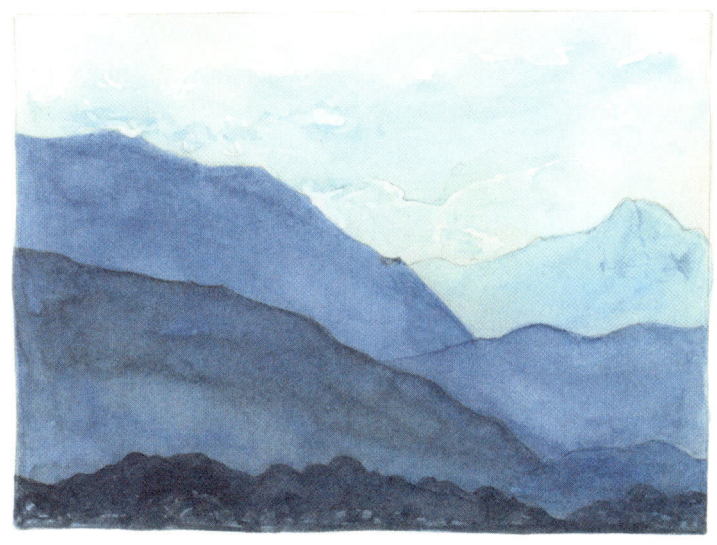

geplanten Abflugzeit. Ich stieg als erster aus dem Bus, schnappte mein Gepäck, betrat den hochmodernen, blitzblanken, riesigen Flughafen und suchte so schnell es ging den richtigen Flugschalter. Als ich dort ankam, war es 14.42. Also 18 Minuten vor der geplanten Abflugzeit. Mir wurde mitgeteilt, dass das »Boarding« bereits beendet sei ...

Nach dieser unerfreulichen Nachricht, mein Puls war noch immer im oberen Bereich, versuchte ich mich zu sammeln und erkundigte mich nach meinen Optionen bezüglich einer alternativen Anreise nach Xingyi. Eine nette Dame am Schalter erklärte mir, dass der nächste Flieger von Shanghai nach Xingyi drei Tage später abheben würde. Diesen Flug könne ich gerne ohne weitere Kosten in Anspruch nehmen. Ein großzügiges Angebot, nur leider war mein Vortrag auf der Konferenz schon zwei Tage später angesetzt. Dies klang nicht wirklich nach einer idealen Lösung. Ich fragte nach weiteren Reisemöglichkeiten und erfuhr, dass man in die gegengesetzte Richtung nach Peking fliegen könne, dort würde man am späten Abend ankommen und am nächsten Morgen ginge der Flug von Peking in mein gewünschtes Reiseziel. Dies würde sich zeitlich mit dem geplanten Vortrag gut ausgehen. Ich überlegte kurz, nahm mein Handy und rief Prof. Jingcheng Dong an. Beim dritten Versuch erreichte ich ihn und schilderte ihm die Lage. Er meinte sofort, ich solle wie vorgeschlagen über Peking zur Konferenz kommen, die zusätzlichen Kosten würde seine Universität übernehmen. Ich war sehr dankbar, nun scheinbar doch noch rechtzeitig anreisen zu können, und buchte die neuen Flüge.

Erschöpft suchte ich mir einen gemütlichen Sitzplatz und zog eine kurze Zwischenbilanz. Ich war jetzt schon eineinhalb Tage unterwegs, hatte kaum geschlafen, nichts wirklich Nahrhaftes zum Essen mehr bei mir, aber die Reise ging weiter. In drei

Stunden würde mein Flieger nach Peking abheben. Demnach hatte ich ausreichend Zeit, mein Gesicht zu reinigen, Zähne zu putzen und mir etwas Schmackhaftes zum Essen zu organisieren. Hier gab es einige Restaurants, die zum Eintreten einluden. Ich war hungrig und müde, also entschied ich mich gleich für das meinem Sitzplatz am nächsten liegende, wo ich eine Suppe bestellte, zwei Portionen Reis und eine Wok-Gemüsepfanne mit Pilzen und herrlich frischem, saftig grünem Brokkoli. An den Geschmack mancher Speisen, die man im Laufe eines Lebens verzehrt, kann man sich besonders gut erinnern. Eine davon ist für mich dieser Brokkoli. Er schmeckte himmlisch. Alles passte! Farbe, Geschmack, Bisskonsistenz. Und natürlich die zum Positiven gewandelte Situation sowie mein Appetit! Gleich bestellte ich mir eine weitere Portion zum Mitnehmen.

So gestärkt bestieg ich das Flugzeug in Richtung Peking. Nach der Landung um zehn Uhr Abend musste ich abermals einen anderen Flughafen aufsuchen. Ich entschied mich dieses Mal für ein Taxi und kam in einem mir vollkommen unbekannten Stadtteil von Peking kurz vor Mitternacht an. Der Flughafen war winzig und uralt. Das Flughafengebäude sah aus wie ein etwas verwahrlostes chinesisches Kaufhaus der Achtzigerjahre. Da mein nächster und hoffentlich auf dieser Reise letzter Flieger am nächsten Morgen um kurz vor sieben Uhr abheben sollte und der Check-In für kurz nach fünf Uhr angesetzt war, beschloss ich, während der verbleibenden Zeit in der Flughafenhalle etwas zu schlafen. Zumal ich kein nahegelegenes Hotel ausfindig machen konnte. Ich organisierte mir einen leicht quietschenden Gepäckwagen, stellte meine Sachen darauf und setzte mich dazu. Warm genug waren die sommerlichen Nächte in Peking ja. Drei oder vier weitere Personen befanden sich ebenfalls in dieser unwirtlichen, trostlosen Flughafenhalle. Ein kleiner Kiosk hatte noch offen und ab und zu schlenderte jemand hin und erstand eine Schokolade oder einen Tee. Gerade, als ich dabei war einzuschlummern, kam ein Mann in einem blauen, etwas abgenutzten Anzug herein. Er benahm sich so, als ob er sehr wichtig sei. Was ich nicht wusste war, dass das Gebäude jede Nacht um ein Uhr abgeschlossen wurde. Daher wurden wir alle höflich, aber sehr bestimmt, aufgefordert, die Halle zu verlassen. So fand ich mich wenige Minuten später auf einem vollgeparkten Parkplatz vor dem Flughafengebäude wieder – kein wirklich gemütlicher Platz zum Verweilen. Es war ein dunkler Ort. Darum beschoss ich, nicht dort im Freien zu warten, sondern weiterzuziehen. Ich wanderte mit meinem Gepäck, einem Rucksack und einem kleinen blauen Koffer auf Rädern, zur nächsten Straße und versuchte im Licht einer Straßenlaterne ein Taxi anzuhalten. Ich war nun schon eine gefühlte Ewigkeit seit dem Beginn der Reise in Dharamsala unterwegs und hatte noch keine Sekunde geschlafen. Der dritte vorbeifahrende Taxifahrer hielt an und fuhr mich in ein nicht allzu weit entferntes Hotel. Eine unmotivierte Frau teilte mir mit, es sei noch ein Zimmer frei. Bevor ich es betreten durfte, musste ich noch einen Zettel mit diversen Angaben über mich ausfüllen und mein Pass wurde kopiert. Um zwei Uhr war ich endlich im Zimmer und nahm erst einmal eine Dusche. Danach fühlte ich mich zwar nicht wie neugeboren, aber etwas weniger gerädert. Ich legte mich auf das Bett und schlief, ohne mich zuzudecken, sofort ein. Zwei Stunden später holte mich der Klingelton meines Handys jäh aus dem Schlaf. Einige Sekunden brauchte ich, um mich zu orientieren, mir zu vergegenwärtigen, wo ich gerade war. Dann packte ich meine Sachen zusammen und machte mich abermals auf den Weg zum Flughafen. Diesmal lief alles glatt. Ich war der einzige nicht-chinesische Passagier auf diesem nicht sehr einladenden Flughafen mit dem heruntergekommenen Kaufhausflair. Alles war ausschließlich in chinesischer Sprache beschildert. Ich fand das richtige Gate, konnte noch meine Thermosflasche mit heißem Wasser befüllen und bestieg das Flugzeug Richtung Xingyi. Welche Erleichterung, jetzt tatsächlich dorthin unterwegs zu sein.

Wieder war ich der mir nicht sehr angenehmen Klimaanlage innerhalb eines Flugzeuges ausgesetzt. Doch dann begann ein spannender Prozess. Je näher wir Xingyi kamen, desto fitter fühlte ich mich. Am Ort des Kongresses angekommen war ich seit Antritt der Reise etwas mehr als 50 Stunden unterwegs. Und dennoch, als mich zwei Assistenten von Prof. Dong am Flughafen abholten, um mich zum Ort der Veranstaltung zu bringen, war ich körperlich und geistig vollkommen fit. Beim gemeinsamen Mittagessen mit ihm und einer Handvoll Kollegen schien es so, als ob die Strapazen der anstrengenden Reise gänzlich von mir abgefallen wären. Scheinbar verfügen wir alle über unvorstellbare Energiereserven, auf die wir in manchen Situationen des Lebens Zugriff haben.

Glücklich und dankbar verbrachte ich die folgenden Tage auf dem Kongress. Alles lief harmonisch und gut. Auch die Rückreise von Xingyi über Shanghai und Amsterdam nach Wien verlief unspektakulär und völlig unkompliziert. Ich hätte mir vor dieser Reise nicht vorstellen können, 50 Stunden auf klimatisierten Flughäfen beziehungsweise im Flugzeug verbringen zu können, ohne am Ende gänzlich erschöpft zu sein. Erstaunlich, wie wunderbar sich ein Körper in nur kurzer Zeit regenerieren kann!

Ein »vollendeter« Arzt oder Therapeut weiß,
dass sich Dinge ändern.

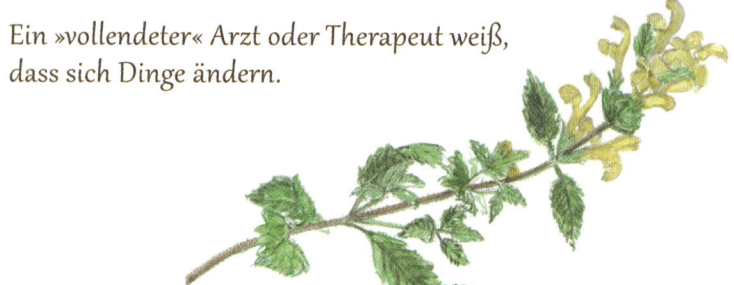

Ein Zwerghamster nimmt Abschied

In der dritten oder vierten Klasse der Volksschule wurde mir bewusst, dass wir vergänglich sind. Dass der Tod ein integraler Teil des Lebens ist. Einer meiner Klassenkameraden wohnte nicht allzu weit von uns entfernt. Eines Tages, ich saß gerade bei ihm in der Küchenstube mit einem alten Holzofen zum Heizen aber auch zum Kochen, plauderten seine Eltern über die wenige Tage zuvor zu Hause verstorbene Oma. Sie sprachen über den Ablauf des Todes der Oma und diskutierten über allerlei Details. Beispielsweise, dass ihr am Ende Schaum aus dem Mund gekommen sei. Wir beiden Kinder saßen zufälligerweise daneben, lauschten aber gespannt den Worten der Erwachsenen.

Das Gehörte führte in den folgenden Tagen bei mir zu tiefgreifenden Überlegungen. Warum leben wir? Wozu all die Aktivitäten, wenn wir ohnehin alle sterben? Wozu soll ich jetzt Fußball spielen angesichts des sicheren Todes? Ich wollte nicht mehr nach draußen gehen, hatte keinerlei Sehnsucht nach derlei »sinnlosen« Tätigkeiten. Wie lange diese erste intensive Auseinandersetzung mit der menschlichen Vergänglichkeit dauerte, kann ich heute nicht mehr genau sagen. Aber sicherlich viele Tage oder sogar einige Wochen lang. Erst, als ich stimmige Antworten in mir gefunden hatte, begann ich mich wieder dem Leben im Außen zuzuwenden. Seit damals stellt für mich unsere Vergänglichkeit und die Auseinandersetzung damit einen überaus wichtigen Bezugspunkt dar, einen bedeutenden Lehrer und Ermahner, einen Begleiter und auch Förderer, fast schon einen liebgewonnenen Freund.

Im Jahr 2002 hatte ich die Gelegenheit, an mir selbst etwas über den Sterbeprozess zu erfahren. Damals war ich seit zwei Jahren als Turnusarzt in einem Wiener Krankenhaus tätig und arbeitete nicht gerade wenige Stunden pro Woche. Da ich einige Jahre zuvor im Bereich der TCM zu unterrichten begonnen hatte, suchte ich eine Gesangslehrerin auf, die mir ein gut befreundeter Schauspieler empfohlen hatte. Ziel war nicht, grandios Arien zum Besten zu geben, sondern meine Stimme beim Vortragen so zu verwenden, dass ich danach nicht allzu erschöpft oder heiser war. Für jemanden wie mich, der lieber schweigt als redet, gar kein leichtes Unterfangen. Meistens, wenn ich zur Stimmschulung kam, übte vor mir eine Musicaldarstellerin. Die geniale Gesangslehrerin spielte Klavier und die Musicalsängerin sang perfekt, virtuos, mit kräftiger Stimme und großer Freude – und all dies vollkommen mühelos. Das ganze Haus schien im Takt mitzuschwingen, so viel Energie wurde durch die beiden freigesetzt. Wenn ich an der Reihe war, bot sich ein anderes Bild. Meine Aufgabe bestand oft darin, im Kreis zu gehen, einen möglichst einfachen Rhythmus zu klatschen und dabei einige Silben zu sprechen. Die Lehrerin, sie war etwas über 60 Jahre alt, leitete die Stunden klar strukturiert, liebevoll und mitfühlend.

Eines Tages, es mag unsere vierte oder fünfte Unterrichtseinheit gewesen sein, ging ich direkt nach einem dreißigstündigen Turnusdienst zu ihr. Die ganze Nacht zuvor war ich zu Notfällen auf unserer Station gerufen worden, hatte Blutkonserven ausgetestet und den Patienten gegeben, neu von der Rettung gebrachte Patienten untersucht, EKGs geschrieben und vieles mehr. All dies ohne wirkliche Pause. Kein Wunder also, dass ich etwas müde war. Als das erste Drittel unserer »Gesangsstunde« vergangen war, sollte ich auf Geheiß der erfahrenen Lehrkraft wieder im Kreis gehen, dazu klatschen, locker atmen und sprechen. Nie habe ich während der Stunden auch nur einen einzigen Ton gesungen, immer ging es um das Finden der eigenen Mitte, um das Finden des eigenen Tons. Dabei passiertes es. Ich glitt zu Boden, so, als ob ich ohnmächtig werden würde, aber tief entspannt. Und ich merkte gleichzeitig, wie mein Bewusstsein sich plötzlich außerhalb meines Körpers befand. Ich sah meinen eigenen Körper von oben, wie er unten am Boden auf einem erdfarbenen Perserteppich lag, und fühlte mich himmlisch. Vollkommen frei und geborgen, wie zu Hause angekommen. Sowohl Körper als auch Geist waren schwerelos, rein, erfüllt von angenehmen Empfindungen. Meine Gesangslehrerin war die ganze Zeit ruhig geblieben. Von oben sah ich noch, dass sie langsam zu meinem Körper trat und ihre Hände auf mich legte. Wie lange dieser wunderbare Zustand anhielt, kann ich nicht mehr sagen. Ich erinnere mich allerdings, wie mir nach einiger Zeit bewusst wurde, dass ich wieder in den Körper zurückkehren sollte. So, als sollte ich noch nicht gehen. So, als hätte ich noch etwas zu erledigen. Unspektakulär glitt mein Bewusstsein wieder in den Körper. Dort zurück waren sämtliche Empfindungen wie zuvor: Erschöpfung, Knieschmerzen und dergleichen mehr. Und dennoch, durch diese kostbare Erfahrung, die mir an diesem Tag geschenkt wurde, war mir geradezu ein Juwel überreicht worden. Ich hatte weitere Details über den Sterbevorgang erfahren dürfen.

In den folgenden Jahren war ich regelmäßig als junger Turnusarzt in Krankenhauszimmern bei Sterbenden, durfte mir nahestehende Freunde, Verwandte und Patienten in den letzten Phasen ihres Lebens begleiten, war dabei, wie Leichname in Tibet an astrologisch glücksverheißenden Tagen von einem Mönch mit einem Beil zerhackt und dann den riesigen wartenden Geiern geopfert wurden und übernachtete sogar einmal an der

Außenmauer eines Friedhofes. Dazu kamen meine sportlichen Grenzerfahrungen, die mich viel über unser Leben und die Vergänglichkeit lehrten, wie auch die Erfahrungen während oder nach einer Meditation.

Nachdem ich schon manchen Menschen in ihren letzten Stunden beigestanden hatte und den Sterbeprozess auch theoretisch überaus detailliert anhand eines speziellen Kapitels der *rgyud bzhi* (Vier Tantras der Tibetischen Medizin), dem siebten Kapitel des Tantra der Erklärungen, studiert hatte, erfuhr ich im Herbst des Jahres 2020 ganz unerwartet eine Bereicherung meiner Sichtweise in Form des Todes unseres Zwerghamsters Chicco. In den *rgyud bzhi* werden auf zehn Seiten die sicheren und unsicheren Vorzeichen des Todes, vorangehende Träume, aber auch die Auflösung der fünf Elemente klar und ausführlich beschrieben. Ich war mit den Veränderungen der Atmung, allfälligen Temperaturveränderungen und anderen Vorgängen vertraut, hatte aber bis zu diesem Herbsttag kein Tier in den letzten Stunden bewusst begleitet. Doch dann kam Chicco.

Er wohnte schon seit eineinhalb Jahren in seinem geräumigen Käfig, der bei uns im Wohnzimmer stand. Wenn er nicht gerade fraß, im Laufrad lief, Männchen machte oder herumkletterte, schlief er entweder im Käfig unten im Stroh oder oben in einem kleinen Holzhäuschen – auf jeden Fall immer gut versteckt. An diesem Tag aber war alles anders. Es war ein Samstag am späten Vormittag, sodass wir alle zu Hause waren. Scheinbar hatte er auf uns gewartet. Als ich im Vorbeigehen wie gewohnt in den Käfig blickte, um nach unserem liebevollen, tollkühnen und furchtlosen Hamster zu sehen, lag er gut sichtbar auf einer Zwischenebene aus Holz und atmete schnell. Sein Fell war trockener und struppiger als sonst und er wirkte etwas eingefallen.

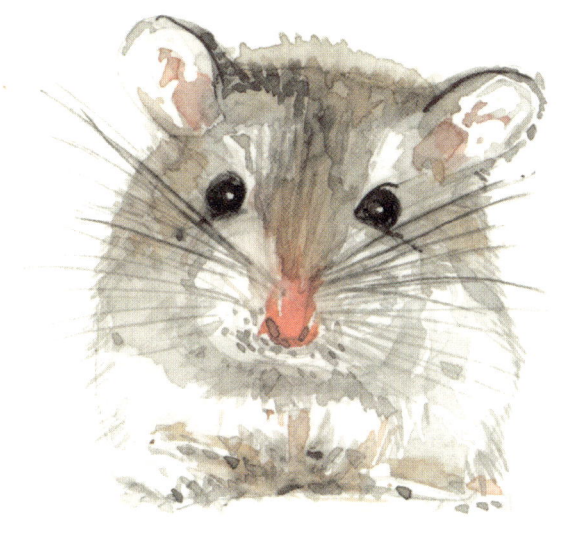

Ich nahm ihn aus dem Käfig und legte ihn in meine offene Hand. Es war klar, dass es sich um die letzten Minuten unseres liebgewonnenen Tieres handelte. Er atmete immer schneller, eine Art Schnappatmung setzte ein, sein kleiner Körper zitterte, dann hörte die Atmung ganz auf. Wir hielten ihn während dieser Zeit mit Tränen in den Augen in unseren Händen. Er hatte wirklich auf uns gewartet, wollte diese letzten, so wichtigen Augenblicke mit uns teilen. Was mich so berührte, war, dass der Vorgang exakt gleich wie bei einem Menschen ablief. Da war keinerlei Unterschied festzustellen, auch nicht bei den Reaktionen, die sein Weggehen bei mir auslöste. Ich dachte an mir nahestehende Menschen und die eigene Vergänglichkeit. Einen Unterschied nahm ich dennoch wahr: Chicco schien ganz bewusst den Sterbeprozess durchzumachen, vollkommen präsent, ganz frei von Angst oder anderen störenden Emotionen. Es war ein Sterben in der reinsten Form, in der Essenz.

Ein »vollendeter« Arzt oder Therapeut
wünscht seinen Patienten aus tiefstem Herzen das Beste.

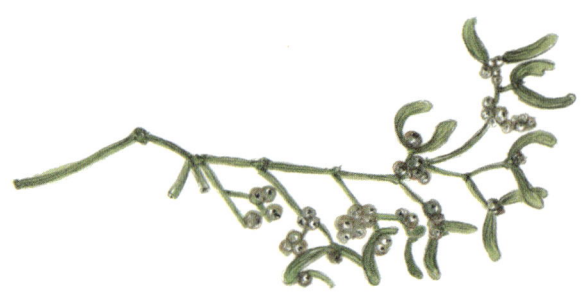

Über Gesundheit und Krankheit

In meiner Jugend hatte ich mich hauptsächlich dem Sport gewidmet. Meine spätere berufliche Tätigkeit war damals nicht im Fokus meines Interesses gestanden. Als uns in der siebten Klasse des Gymnasiums die Möglichkeit angeboten wurde, eine »Berufsmesse« zu besuchen, gingen sämtliche Schüler meiner Klasse hin. Ich suchte den Stand der Ernährungswissenschaftler auf, jenen der Juristen, der Biologen sowie der Wirtschaftstreibenden und kam immer zum gleichen Ergebnis: Dies wollte ich in Zukunft nicht machen. Mediziner waren damals mit keinem Stand vertreten. Am nächsten Morgen wachte ich auf und wusste, ich möchte Medizin studieren. Ein Entschluss, den ich bis heute in keiner Weise bereue.

Nach einem fünfeinhalbjährigen Medizinstudium in Wien, einem anschließenden, fast vierjährigen Turnus in Krankenhäusern der Gemeinde Wien und einer abschließenden, vierstündigen »Multiple Choice«-Prüfung zum »Allgemeinmediziner« gemeinsam mit hunderten ehemaligen Studienkollegen im großen Veranstaltungssaal eines Wiener Hilton-Hotels hielt ich mein »ius practicandi« in Händen und eröffnete meine Ordination. Parallel dazu hatte ich in den Jahren zuvor bei Claude Diolosa eine dreijährige TCM-Ausbildung sowie teilweise mehrmonatige Studien- und Forschungsaufenthalte in China an den TCM-Universitäten in Peking und Chengdu, in Indien an der »Library of Tibetan Works & Archives« und am Men-Tsee-Khang (Institut für Tibetische Medizin und Astrologie) und in Nepal absolviert. Ich war also theoretisch und praktisch gut für eine ärztliche Tätigkeit gerüstet. Patienten kamen ohne jegliche Anstrengung meinerseits in meine Ordination. Wie ausführlich erlernt machte ich jedes Mal zuerst eine umfassende Diagnose inklusive Befragung, Betrachtung von Gesicht und Zunge sowie Tastung des Pulses und entwarf danach in Kooperation mit den Patienten einen individuellen Therapieplan. Dieser beinhaltete immer Empfehlungen zur Verhaltensweise und Ernährung ergänzt durch Kräutertherapie und Akupunktur.

Menschen mit diversen Krankheitsbildern kamen in meine Ordination. Die meisten der Patienten waren mit dem zufrieden, was ich für sie tat. Nach einiger Zeit aber hatte ich den Eindruck, dass ich ihnen nicht ausreichend helfen konnte. Immer wieder beobachtete ich, dass ich bei manchen Patienten trotz korrekter Diagnose und guter, multifaktorieller Therapie nicht in der Lage war, sie von ihrem Leid zu befreien. Die Art und Weise, wie ich mit Patienten arbeitete, stellte mich immer weniger zufrieden. Nach zweijähriger Bedenkzeit schloss ich im Jahr 2007 nach langer, reiflicher Überlegung meine Praxis.

Durch diese Entscheidung war es mir möglich, regelmäßig nach Dharamsala zu reisen. Ich begann buddhistische Literatur und Philosophie zu studieren und stellte dabei insbesondere die Frage:»Warum werden Menschen krank?« Am interessantesten war für mich die Sichtweise der Tibetischen Medizin zu diesem Thema. Sie unterscheidet nämlich zwischen von *gdon* (Geistern) verursachten Krankheiten, vom Karma aus früheren Leben verursachten Krankheiten, vom Verhalten des Körpers, der Sprache und des Geistes verursachten Krankheiten und leichten oberflächlichen Krankheiten, die auch ohne jegliche Therapie wieder verschwinden. Meine wiederholten Aufenthalte am Fuße des Himalayas waren außerordentlich hilfreich, um mir diese philosophische Sichtweise anzueignen. 2011 eröffnete ich meine österreichische Ordination erneut.

Ich kann natürlich noch immer nicht alle Patienten von ihren Leiden befreien, aber ich habe jetzt diese nützlichen Lehrkonzepte im Kopf. Sie eröffnen neue Möglichkeiten, denn wenn man die Situation der Erkrankten anhand der buddhistischen Sichtweise analysiert, ist man auch in schwierigen Fällen in der Lage, etwas zu bewirken. Diese philosophische Betrachtungsweise der Tibetischen Medizin zu den Ursachen von Krankheit ist überaus sinnvoll, wenn man mit schweren Krankheitsbildern konfrontiert wird. Als biomedizinisch ausgebildeter Arzt inklusive TCM-Ausbildung bin ich berechtigt, chinesische Arzneimittel und Akupunktur zu verschreiben. Aber für meine persönliche Einstellung als Praktizierender in einem Heilberuf ist die Tibetische Medizin von unschätzbarem Wert. Das tibetische Konzept von Ursache und Wirkung ist für mich eine wertvolle Präventionsmethode gegen ein Burnout als Arzt durch das Gefühl von Hilflosigkeit. Was also bedeutet Gesundheit oder Krankheit? Gesundheit ist unser wahres Potential, selbst wenn unser Körper vergänglich ist. Gesundheit hat viele Facetten und Definitionen. Laut einiger klassischer Werke der Traditionellen Chinesischen Medizin (TCM) gibt es acht Bereiche, die eingesetzt werden können, um die Gesundheit eines Menschen zu entfalten. Dazu zählen Ernährung, Akupunktur, Phytotherapie, Musik, Tai Qi oder Qi Gong, Kampfkünste, Kalligraphie, aber auch Astrologie. Daran kann man gut erkennen, dass zum Wohle der Patienten diverse Aspekte des menschlichen Seins berücksichtigt werden.

Ich habe vor einiger Zeit anlässlich eines Treffens mit tibetischen Ärzten, wo über »Ganzheitliche Gesundheit« diskutiert wurde, folgende Aussage gehört und gerne notiert: »Der Körper braucht Ernährung und Kräuter, der Geist braucht Dharma (Religion, Ethik, Moral).« Dieses Zitat, es soll auf Padmasambhava (8. bis 9. Jahrhundert) zurückgehen, hat mich sehr berührt, da ich

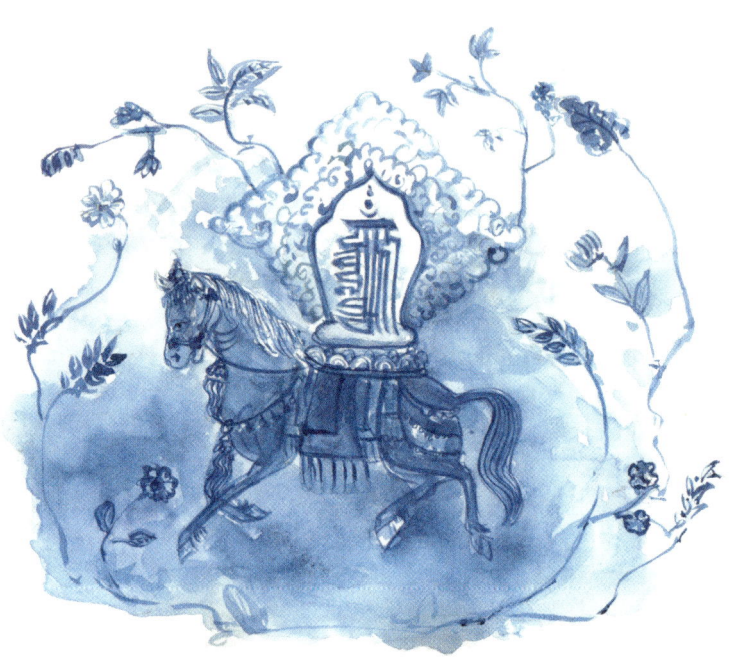

glaube, dass der Zustand unseres Geistes mindestens ebenso bedeutend für unser Wohlbefinden ist wie ein gesunder Körper. Bei allen gesundheitlichen Herausforderungen, die uns während unseres Lebens begegnen, liegt unsere Geisteshaltung immer in unserer Hand. »Gesundheit ist kein Zustand, sondern eine Geisteshaltung«, erkannte schon Thomas von Aquin im 13. Jahrhundert. Wir können beispielsweise trotz aller Widrigkeiten versuchen, freudvoll, liebevoll, mitfühlend sowie gleichmütig zu sein. Alle Handlungen, die wir mit Körper, Rede und Geist begehen, bestimmen unser zukünftiges Wohlergehen.

So hat jeder Mensch Möglichkeiten, etwas zu seiner individuellen Gesundheit beizutragen. Selbstverantwortung ist eine wichtige Tugend in Bezug auf die eigene Gesundheit. Positive Elemente, die wir in unser Leben integrieren, sei es mögliche Überlastungen zu reduzieren, sich gesund zu ernähren, den Körper zu trainieren, sich achtsam mit dem Atem zu verbinden, gut zu schlafen sowie liebevolle Beziehungen zu leben, werden sich früher oder später auch positiv auf unser Befinden auswirken. Die Samen, die wir sähen, werden eines Tages wunderschöne Früchte tragen. Mit all diesen Gedanken und Konzepten versehen arbeite ich nun schon seit einigen Jahren wieder in der abermals eröffneten Ordination. Nach wie vor kann ich nicht alle Krankheiten zum Verschwinden bringen, nach wie vor erliegen manche meiner Patienten ihren Erkrankungen. Dennoch kann ich in aller Ruhe als Arzt tätig sein, frei nach dem klugen Lehrsatz: »Pain is inevitable, suffering is optional.«

Ein »vollendeter« Arzt oder Therapeut
sieht bei jedem seiner Patienten dessen wahres,
wunderbares Potential.

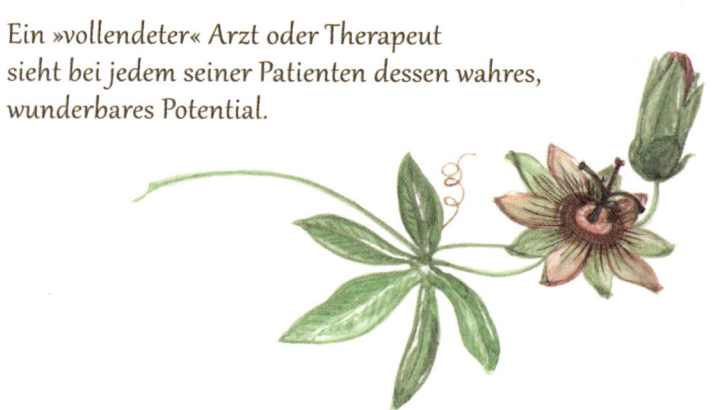

Mögen alle Lebewesen glücklich und frei von Leiden sein!
Möge sich ihr Glück nicht erschöpfen und sie Gleichmut erlangen!

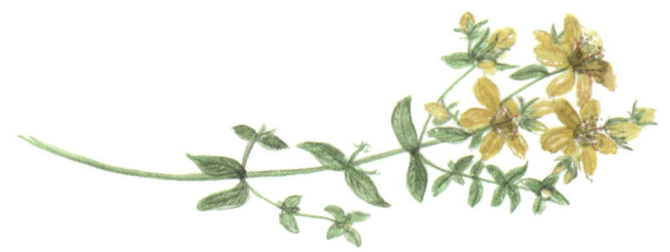

Der Autor

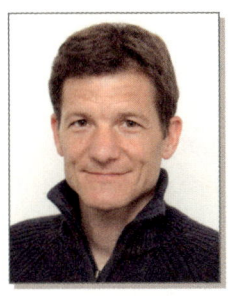

Dr. Florian Ploberger, B.Ac., MA

TCM-Arzt, Tibetologe. Internationale universitäre und interdisziplinäre Lehrtätigkeit und zahlreiche Publikationen.
Präsident der ÖAGTCM.
Von der Direktion des Men-Tsee-Khang (Institut für Tibetische Medizin und Astrologie in Dharamsala, Nordindien) mit der Übersetzung des bedeutendsten Werkes der Tibetischen Medizin *(rgyud bzhi)* beauftragt.
Direktor der »Alliance of Research and Development of Traditional Medicine, Complementary Medicine and Integrative Medicine« der Fudan University in Shanghai.
2019 zum Mitglied der Redaktion des »American Journal of Chinese Medicine« ernannt.

www.florianploberger.com

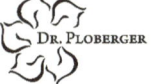

Publikationsliste

Ploberger, F. (2005), *Tibetische Medizin*, mit einem Vorwort des XIV. Dalai Lama, Schiedlberg: Bacopa, ISBN 9783901618178

Ploberger, F. (2006), *Psychologische Aspekte in der Traditionellen Chinesischen Medizin*, Schiedlberg: Bacopa, ISBN 9783901618307

Ploberger, F. (2006), *Pulsdiagnose in der Chinesischen und Ayurvedischen Medizin*, Ploberger, Florian (Hrsg.), Vinod Verma, Schiedlberg: Bacopa, ISBN 9783901618291

Ploberger, F. (2012), *Diagnostik und Therapie, Fallbeispiele aus der Praxis der TCM*, 2. Auflage, Schiedlberg: Bacopa, ISBN 9783901618291

Ploberger, F. (2012), *Die Grundlagen der Tibetischen Medizin*, eine Übersetzung des Werkes »Fundamentals of Tibetan Medicine« der Men-Tsee-Khang Publications, 2. Auflage, Schiedlberg: Bacopa. ISBN 9783901618437

Ploberger, F. (2012), *Wurzeltantra und Tantra der Erklärungen der Tibetischen Medizin*, 2. Auflage, Schiedlberg: Bacopa. ISBN 9783901618710

Ploberger, F. (2013), *Western Herbs from the Traditional Chinese Medicine Perspective*, Schiedlberg: Bacopa, ISBN 9783901618949

Ploberger, F. (2013), *Krankheitsbilder in der Traditionellen Chinesischen Medizin; Ursachen, Symptome und Therapiemöglichkeiten*, 3. Auflage, Schiedlberg: Bacopa, ISBN 9783901618284

Ploberger, F. (2015), *Chinesische Phytotherapie;* Anleitung zur Erstellung einer TCM-Rezeptur, Schiedlberg: Bacopa, ISBN 9783902735430

Ploberger, F. (2015), *Das letzte Tantra aus ›Die vier Tantra der Tibetischen Medizin‹*, Schiedlberg: Bacopa, ISBN 9783902735133

Ploberger, F. (2016), *Die Grundlagen der Traditionellen Chinesischen Medizin*, 2. Auflage, Schiedlberg: Bacopa, ISBN 9783901618413

Ploberger, F. (2016), *Westliche Kräuter aus Sicht der Traditionellen Chinesischen Medizin*, 9. überarbeitete Auflage, Schiedlberg: Bacopa, ISBN 9783901618673

Ploberger, F. (2017), *Westliche und traditionell chinesische Heilkräuter*, Schiedlberg: Bacopa, ISBN 9783902735966

Ploberger, F. (2019), *Herbal Formulas – Western Herbs from the TCM Perspective*, Schiedlberg: Bacopa, ISBN 9783901618949

Ploberger, F. (2019), *Rezepturen aus westlichen Kräutern für Syndrome der Traditionellen Chinesischen Medizin*, 6. Auflage, Schiedlberg: Bacopa, ISBN 9783901618918

Ploberger, F. (2020), *Das große Buch der westlichen Kräuter aus Sicht der Traditionellen Chinesischen Medizin*, 5. Auflage, Schiedlberg: Bacopa, ISBN 9783901618635

Ploberger, F. (2020), *Chinesische Astrologie, Die Jahre 2021 bis 2030*, Schiedlberg: Bacopa, ISBN 9783991140016

Ploberger, F. (2021), *Das Tantra der mündlichen Überlieferung der vier Tantras der Tibetischen Medizin 1. Teil.* Mit einem Vorwort des XIV. Dalai Lama, Schiedlberg: Bacopa, ISBN 9783903071971